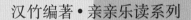

汉竹编著·亲亲乐读系列

怀孕养胎瘦身这样吃

刘志茹 主编

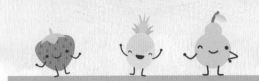

江苏凤凰科学技术出版社

全国百佳图书出版单位

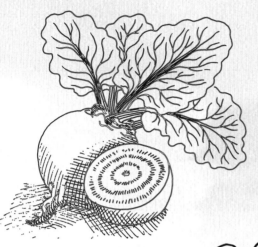
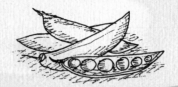

哪些食物吃了之后养胎又瘦身？

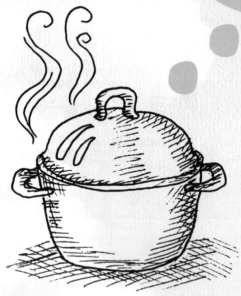

每月体重增长多少比较合理？

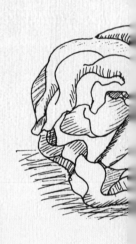
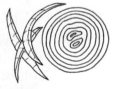
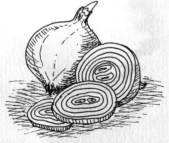

孕期菜谱那么多，如何吃才能控制体重？

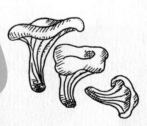

编辑导读

每个孕妈妈都希望自己可以孕育出健康聪明的宝宝，同时又担心因为怀孕而身材变形。如果体重过分超标既有可能导致妊娠糖尿病和妊娠高血压疾病的发生，也有可能造成巨大儿导致难产，所以如何能做到在不放弃美食的情况下，合理控制体重，做到养胎瘦身，是孕妈妈密切关注的事情。

本书以"养胎＋瘦身"为主题，既给出了孕期长胎不长肉的饮食指导，又为孕妈妈介绍了60种养胎瘦身的优质食物。从单一的食材到多样的食谱，营养功效、热量一目了然，兼顾控制体重的需求，让孕妈妈不再为孕期肥胖而发愁。同时，本书根据每个月孕妈妈的不同情况，给出了对应的体重管理计划，让孕妈妈进补更有针对性，孕期饮食不再迷茫。

最后，希望翻开此书的孕妈妈在吃好孕期营养餐的同时，学会合理控制体重增长，做到长胎不长肉，轻松愉快地度过孕期。

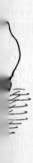

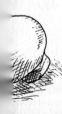

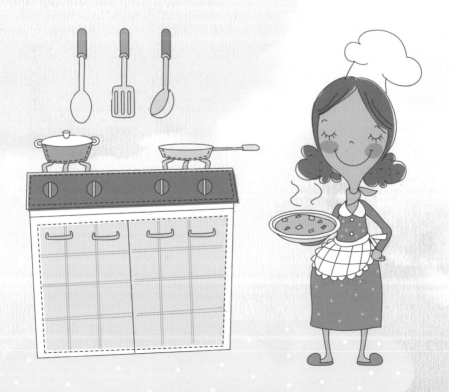

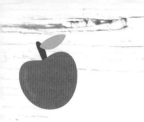

孕1月

孕 2 月

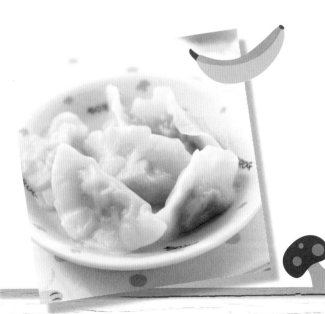

孕3月

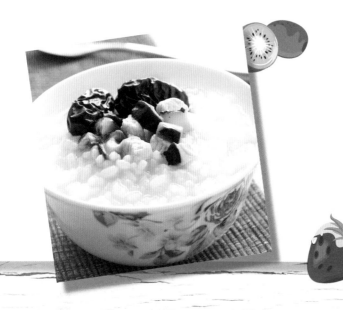

孕4月

孕5月

孕6月

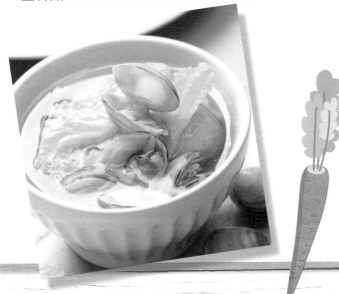

孕7月

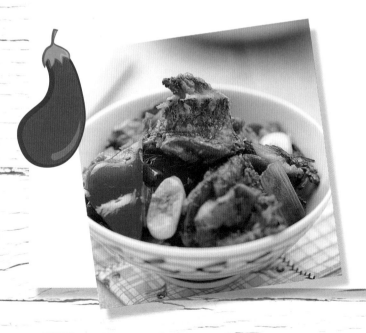

孕8月

孕9月

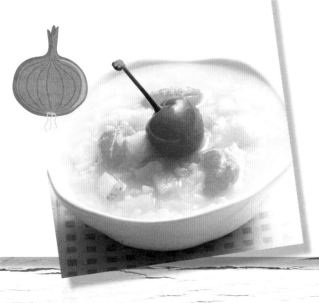

孕 10 月

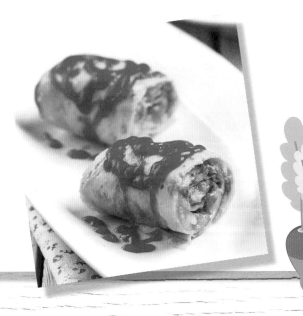

孕1月

长胎不长肉这样做

孕妈妈在孕1月就过度进补会干扰胎宝宝的生长发育，还会让孕妈妈增重过快，不利于胎宝宝及孕妈妈的健康，所以孕妈妈不需要过早进补。

养胎瘦身这样做

孕 1 月，吃得多不如吃得好，孕妈妈保证饮食营养均衡、不挑食、不偏食即可，可以选择易消化吸收且富含蛋白质的食物，如鱼类、蛋类、肉类和豆制品。如果蛋白质供给不足，会导致胎宝宝大脑发育异常，影响智商。

1. 饮食调理助排毒，给胎宝宝健康的生存空间

很多孕妈妈在得知自己怀孕的时候都知道要适当增加营养，但是常常忽略了一点，那就是给身体排毒。正如我们每天都会呵护自己的皮肤一样，身体内部也需要细心打理。把那些"饮食垃圾"从体内清除出去，才能给胎宝宝一个健康的生存空间。

比较简单的方式就是适当多喝一些果蔬汁，如苹果蜜柚橘子汁、莲藕橙汁等，因为果蔬汁所含的生物活性物质能阻断亚硝胺对人体的危害，有利于防病排毒。同时孕妈妈要纠正不良的饮食习惯，减少毒素来源，让身体更轻盈。

2. 及时补充叶酸，预防畸形儿

叶酸是一种水溶性 B 族维生素，参与人体新陈代谢的全过程，是合成 DNA 必需的营养素，也是孕妈妈在孕 1 月必须补充的。叶酸有利于胎宝宝神经系统的发育，有助于新细胞的生长。及时补充叶酸，可预防神经管畸形儿的发生，并降低胎宝宝眼、口唇、心血管、肾、骨骼等畸形的概率。

服用叶酸后，至少要经过 4 周左右才能作用于身体。为了确保早期胎宝宝各器官的正常发育，一般要一直补充叶酸到孕后 3 个月。同时孕妈妈应注意要适量补充叶酸，服用过量叶酸会使孕妈妈身体产生不适，甚至会导致胎宝宝发生未知的神经损害。

体重计划
本月保持正常体重即可，如果孕妈妈此时体重增长得过快，需要控制体重。

3. 需要一个人吃两个人的量吗

孕妈妈会经常听到这样的话，因为自己现在不是一个人了，肚子里还有一个小宝宝，所以要多吃点儿。其实此时的孕妈妈完全没有必要多吃，孕 1 月的胎宝宝所需的营养是有限的，吃太多食物反而会给自己和胎宝宝造成负担。如果吃的方式不对，还容易造成孕妈妈"生一回胖两回"的窘况，这样不但不能促进胎宝宝发育，反而会增加孕妈妈产后瘦身的难度，所以孕妈妈需要关注的不是吃两个人的量，而是要保证饮食营养的均衡。

养胎瘦身的明星食材

孕 1 月，吃得多不如吃得好，由于此时胎宝宝还很小，孕妈妈不需要大补特补，只要保证饮食营养均衡即可。下面这 6 种食物既能为胎宝宝提供营养，补充优质蛋白质、叶酸等营养素，又能帮助孕妈妈控制体重。

苹果（227 千焦）[1]

苹果是一种低热量食物，其营养成分易被人体吸收，而且苹果中还含有膳食纤维和镁、硫、铁、铜、锰、锌等元素，可促进肠胃蠕动，预防便秘，使孕妈妈皮肤细腻、红润而有光泽。

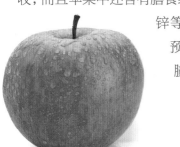

推荐食谱
苹果葡萄干粥
低热量 高膳食纤维
（见 P18）

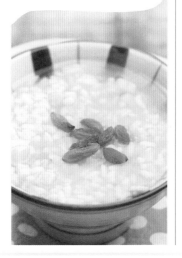

莜麦菜（50 千焦）

莜麦菜营养丰富，而且热量低，孕早期食用既能满足营养需要又不会增加过多的热量。莜麦菜还有镇痛催眠的作用，孕妈妈睡眠不好的时候，可以将莜麦菜榨成汁，睡前饮用，有助于提高睡眠质量。

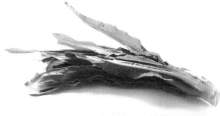

推荐食谱
麻酱莜麦菜
低热量 高营养
（见 P26）

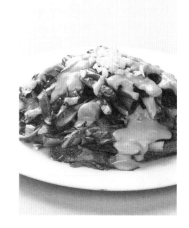

鲤鱼（456 千焦）

鲤鱼不仅蛋白质含量高，还容易被身体消化吸收，能为胎宝宝的生长发育提供必需的营养素，为孕妈妈提供必需氨基酸、矿物质、维生素 A 和维生素 D 等多种物质。

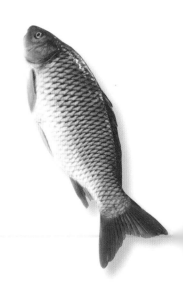

[1] 每 100 克该食材可食用部分所含的热量，全书同，1 千焦 =239.12 卡。

冬瓜 (43 千焦)

冬瓜有利尿消肿、清热生津的功效，且不含脂肪，热量低，膳食纤维含量高，是一种有助于控制体重的食材。孕前体重过高的孕妈妈可适当多吃些。

鸡肉 (699 千焦)

相比猪肉，鸡肉脂肪含量少，孕妈妈适当食用，不仅有利于控制体重，还可以滋养身体。但孕妈妈最好不要吃油炸的鸡肉，可以将鸡肉炒食或者煲汤。

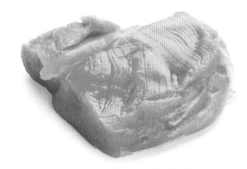

鸡肉中含有大量的磷脂和维生素 A，可促进胎宝宝生长发育，帮助孕妈妈和胎宝宝提高免疫力。

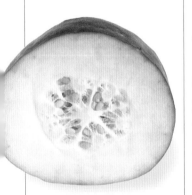

西蓝花 (111 千焦)

西蓝花热量低，富含多种矿物质、蛋白质、膳食纤维，其中的膳食纤维能有效帮助身体排毒，控制体重，且西蓝花富含叶酸，可以预防畸形儿，有利于胎宝宝健康成长。

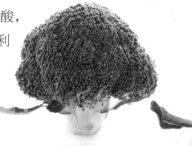

96%

鲤鱼蛋白质含量高，而且容易被人体消化吸收，吸收率可达 96% 以上。

推荐食谱
什锦西蓝花
低热量 高膳食纤维
（见 P26）

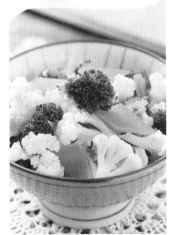

孕 1 月胎宝宝发育营养需求

孕 1 月孕妈妈应适当增加叶酸、卵磷脂和维生素 B_6 的摄取量，以维持自身和胎宝宝的营养需求。

• 卵磷脂：卵磷脂是存在于动植物组织中的一种黄褐色的油脂性物质，包括磷酸、胆碱、脂肪酸、甘油、糖脂、甘油三酯等营养成分。卵磷脂能促进胎宝宝大脑神经细胞的形成及神经细胞间的联系，同时对记忆力产生持久的促进作用，有利于胎宝宝以后记忆力的形成。

养胎瘦孕食谱

苹果葡萄干粥

原料：大米 50 克，苹果 1 个，葡萄干 20 克，蜂蜜适量。

做法：

1. 大米洗净；苹果去皮、去核，切成块。

2. 锅内放入大米、苹果块，加适量清水大火煮沸，改用小火熬煮 40 分钟。

3. 食用时加入适量蜂蜜、葡萄干搅拌均匀即可。

营养功效：苹果葡萄干粥有生津润肺、开胃消食的功效，且含丰富的有机酸及膳食纤维，可促进孕妈妈消化，加快新陈代谢，预防和减少脂肪的堆积。

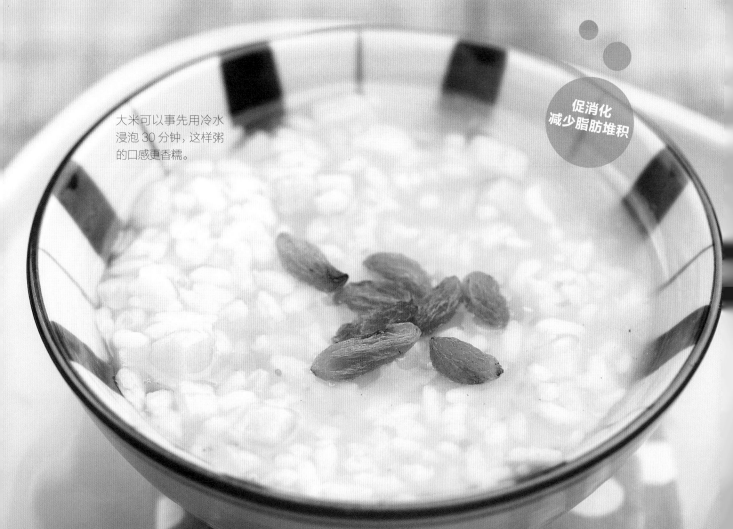

大米可以事先用冷水浸泡 30 分钟，这样粥的口感更香糯。

促消化
减少脂肪堆积

南瓜包

原料：南瓜半个，糯米粉 100 克，藕粉 30 克，香菇 2 朵，盐、酱油、白糖各适量。

做法：

1. 南瓜去皮，蒸熟后压成泥，加糯米粉、藕粉、水揉匀。

2. 香菇洗净，切丝，入锅炒香，加盐、酱油、白糖，炒匀成馅。

3. 将揉好的南瓜糯米团分成 10 份，擀成包子皮，包入馅料，放锅中蒸熟即可。

营养功效：南瓜富含膳食纤维，有利于控制体重。

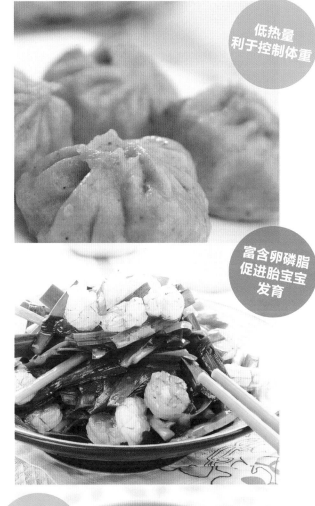

低热量利于控制体重

韭菜炒虾仁

原料：韭菜 200 克，虾仁 20 只，葱丝、姜丝、盐、料酒、高汤、香油各适量。

做法：

1. 虾仁洗净，去虾线，沥干水分；韭菜择洗干净，切段。

2. 油锅烧热，下葱丝、姜丝炝锅，出香味后放虾仁煸炒 2 分钟，加料酒、盐、高汤稍炒。

3. 放入韭菜，大火炒 3 分钟，淋入香油炒匀即可。

营养功效：虾仁富含卵磷脂，有利于孕早期胎宝宝发育。

富含卵磷脂促进胎宝宝发育

银耳冬瓜汤

原料：银耳 30 克，冬瓜 100 克，高汤 300 毫升，盐适量。

做法：

1. 银耳泡发，洗净，撕小朵；冬瓜去皮，切片，备用。

2. 油锅烧热，煸炒冬瓜片；冬瓜片变色后，加入高汤、银耳，大火烧沸后转小火，煮至冬瓜软烂时，加盐调味即可。

营养功效：银耳含有蛋白质等营养成分，可增强免疫功能。

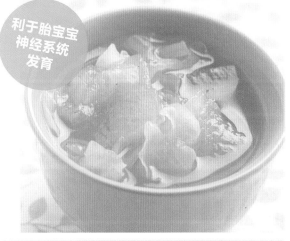

利于胎宝宝神经系统发育

蜜烧双薯

原料：红薯 1 个，紫薯 1 个，冰糖、熟芝麻、淀粉各适量。

做法：

1. 将红薯、紫薯分别洗净去皮，切厚片，裹上淀粉。

2. 油锅烧热，放红薯片、紫薯片慢煎至焦黄盛出。

3. 锅洗净，放入冰糖和水，煮至冰糖溶化冒泡；糖色开始变黄后，转小火，并倒入煎好的红薯片和紫薯片；晃动锅，使糖汁裹匀，撒上熟芝麻即可。

营养功效：蜜烧双薯丁口感香甜，富含膳食纤维，可保持孕妈妈消化系统的健康，为胎宝宝提供充足的营养。

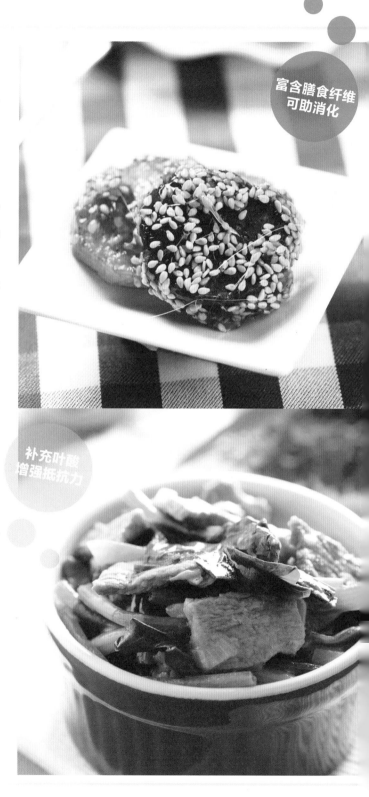

富含膳食纤维
可助消化

补充叶酸
增强抵抗力

菠菜炒牛肉

原料：牛里脊肉 50 克，菠菜 200 克，盐、淀粉、酱油、料酒、葱末、姜末各适量。

做法：

1. 牛里脊肉切薄片，加淀粉、酱油、料酒、姜末腌 10 分钟左右。

2. 菠菜洗净后焯水，切段。

3. 油锅烧热，放姜末、葱末煸炒，放牛里脊肉片、菠菜段，大火快炒至熟，放盐即可。

营养功效：此菜不仅能帮助孕妈妈补充所需的叶酸，还能增强抵抗力。

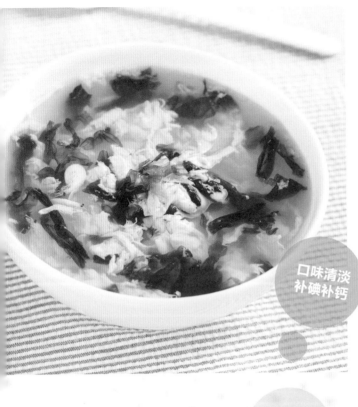

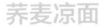

虾皮紫菜鸡蛋汤

原料：紫菜 5 克，鸡蛋 1 个，虾皮、香菜、盐、葱花、姜末、香油各适量。

做法：

1. 虾皮、紫菜洗净，紫菜撕成小块；鸡蛋磕入碗内打散；香菜择洗干净，切成小段。

2. 油锅烧热，用姜末炝锅，放入虾皮略炒一下。

3. 加适量水，烧沸后，淋入鸡蛋液，放入紫菜、香菜、盐、葱花、香油，再次煮沸后盛出即可。

营养功效：紫菜和虾皮都是补碘补钙的食物，这道汤简便易做，清淡味美，适合整个孕期食用。

口味清淡
补碘补钙

荞麦凉面

热量低
营养不增重

原料：荞麦面 100 克，熟海带丝 50 克，酱油、醋、白糖、白芝麻、盐各适量。

做法：

1. 荞麦面煮熟，用凉白开过 2 遍水，待面变凉后，加适量水和酱油、白糖、醋、盐，搅拌均匀。

2. 荞麦面上撒熟海带丝和白芝麻拌匀即可。

营养功效：荞麦凉面营养丰富，也较容易消化。荞麦的蛋白质中含有丰富的赖氨酸成分，能促进胎儿发育，增强孕妈妈的免疫功能；海带烹饪简单、热量低，孕妈妈可经常食用。

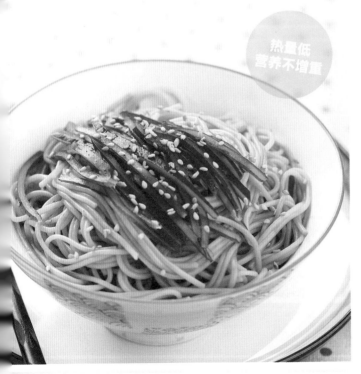

凉拌素什锦

原料：胡萝卜半根，豆腐皮 1 张，豇豆、豆芽、海带各 30 克，盐、白糖、香油、香菜叶、红椒丝、蒜末、葱花各适量。

做法：

1. 将豆腐皮、胡萝卜、海带切丝；豇豆切段，备用；豆芽洗净，备用。

2. 所有食材分别用热水焯一下，捞出放入盘中。

3. 加入盐、白糖、香油、红椒丝、蒜末搅拌均匀，撒上香菜叶、葱花即可。

营养功效：凉拌素什锦食材多样，营养丰富，吃起来清爽可口，而且热量低，在改善孕妈妈食欲的同时，还能有效控制体重。

爆炒鸡肉

原料：鸡肉 200 克，胡萝卜、土豆、香菇各 30 克，盐、酱油、淀粉各适量。

做法：

1. 胡萝卜、土豆洗净，切块；香菇洗净，切片；鸡肉切丁，用酱油、淀粉腌 10 分钟。

2. 油锅烧热，放入鸡丁翻炒，再放入胡萝卜块、土豆块、香菇片，加适量盐、水，煮至土豆绵软即可。

营养功效：胡萝卜富含胡萝卜素，有助于增强孕妈妈的免疫力；鸡肉对改善孕早期孕妈妈的疲劳乏力等症状有很好的食疗作用，鸡肉脂肪含量较少，食用后不用担心体重会飙升。

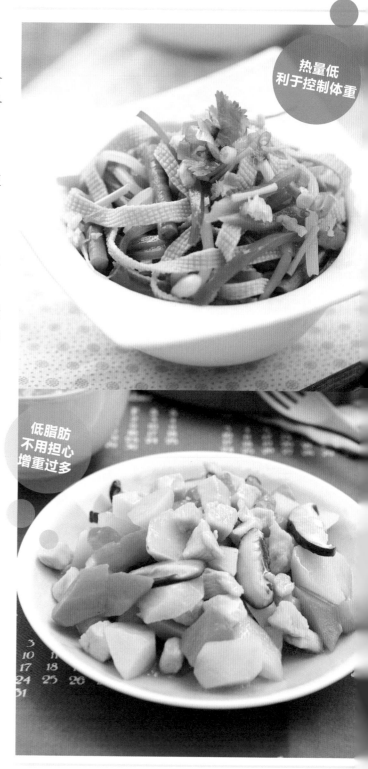

热量低
利于控制体重

低脂肪
不用担心
增重过多

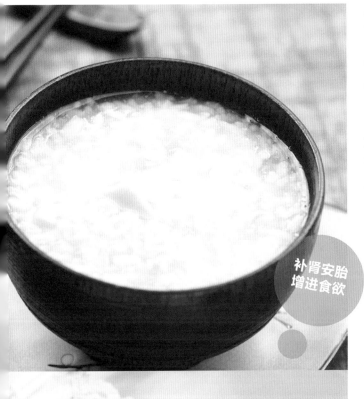

补肾安胎
增进食欲

补充叶酸
预防胎宝
宝畸形

芋头莲子羹

原料：糯米 50 克，莲子、芋头各 30 克，白糖适量。

做法：

1. 将糯米、莲子洗净；芋头去皮洗净，切丁；莲子泡软。

2. 将莲子、糯米、芋头丁一起放入锅中，加适量水同煮，粥熟后加入适量白糖，搅拌均匀即可。

营养功效：芋头莲子羹软糯细滑，香甜可口，可以增强孕妈妈食欲。其中芋头有增进食欲、促进消化的功效，在补充营养的同时不会使孕妈妈长胖。

彩蔬西蓝花

原料：西蓝花 150 克，胡萝卜粒、玉米粒各 50 克，青椒丁、红椒丁、盐、水淀粉各适量。

做法：

1. 西蓝花洗净，择小朵，焯水；胡萝卜粒、玉米粒焯水。

2. 油锅烧热，下胡萝卜粒、玉米粒，加盐，大火翻炒。

3. 放青椒丁、红椒丁翻炒，起锅。

4. 西蓝花围边，水淀粉勾芡淋在西蓝花上，将炒好的彩蔬放入盘中央即可。

营养功效：此菜是孕早期食补叶酸非常好的一道菜，而且营养丰富，脂肪含量低，不用担心会长胖。

山药枸杞豆浆

原料：山药 120 克，黄豆 40 克，枸杞子 10 克。

做法：

1. 山药去皮，洗净，切块；黄豆洗净，浸泡 10 小时；枸杞子洗净，泡软。

2. 将所有材料放入豆浆机中，加水至上下水位线之间，打成豆浆。

3. 滤去豆渣，放入枸杞子加以点缀即可。

营养功效：枸杞子有降血糖、降血压、降血脂等多种功效，让孕妈妈远离妊娠糖尿病和妊娠高血压；山药热量相对较低，孕妈妈在享受美味的同时不用担心会长胖。

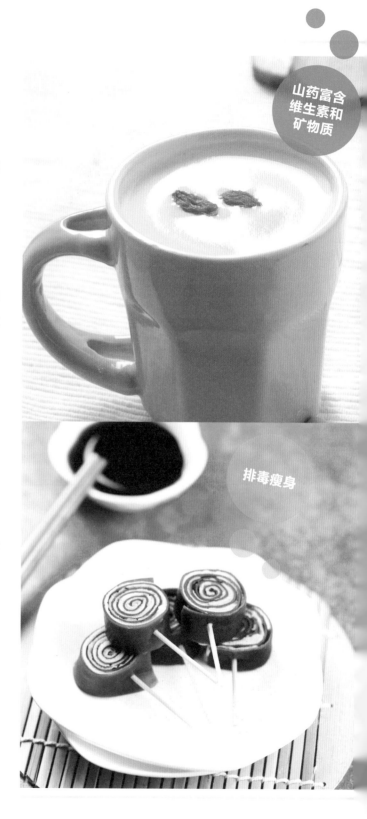

山药富含维生素和矿物质

排毒瘦身

海带鸡蛋卷

原料：海带 100 克，鸡蛋 2 个，生抽、醋、花椒油、香油、盐、鲜贝露调味汁各适量。

做法：

1. 海带洗净，切长条；鸡蛋摊成蛋皮，切成与海带差不多大小的尺寸。

2. 锅内加清水、盐烧开，放海带煮 10 分钟后过凉水。

3. 海带摊平，铺上蛋皮，沿边卷起，用牙签固定。

4. 鲜贝露调味汁、香油、醋、生抽、花椒油调成汁，佐汁同食即可。

营养功效：海带富含碘，可促进胎宝宝生长。海带还含有大量不饱和脂肪酸及膳食纤维，可帮助孕妈妈清肠排毒瘦身。

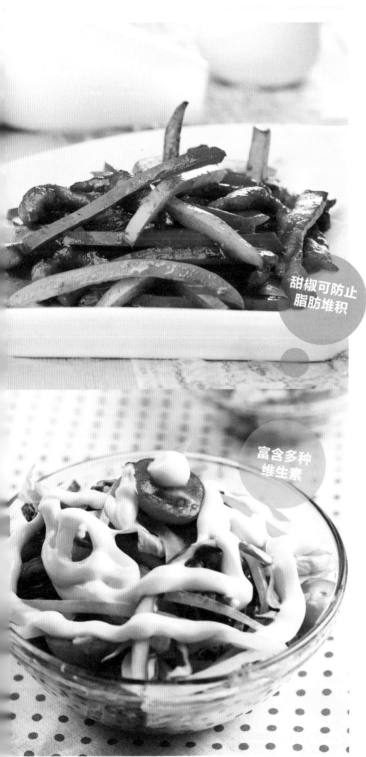

甜椒可防止
脂肪堆积

富含多种
维生素

甜椒炒牛肉

原料：牛里脊肉 100 克，红椒丝、黄椒丝各 30 克，料酒、淀粉、盐、蛋清、姜丝、酱油、高汤、甜面酱各适量。

做法：

1. 牛里脊肉洗净、切丝，加盐、蛋清、料酒、淀粉拌匀；酱油、高汤、淀粉调成芡汁。

2. 油锅烧热，将牛里脊肉丝炒散，放入甜面酱，加红椒丝、黄椒丝、姜丝炒香，用芡汁勾芡，翻炒均匀即可。

营养功效：甜椒有提高免疫力、促进脂肪代谢、防止体内脂肪堆积的作用，可帮助孕妈妈控制体重。

什锦沙拉

原料：生菜、黄椒、圣女果、芦笋、紫甘蓝各 50 克，沙拉酱适量。

做法：

1. 将圣女果、生菜、黄椒、紫甘蓝、芦笋分别洗净，用温水加盐浸泡 15 分钟，分别切块、切丝、切段，备用。

2. 芦笋段在开水中略微焯烫，捞出沥干。

3. 将生菜、黄椒、圣女果、芦笋、紫甘蓝码盘，挤入适量沙拉酱，搅拌均匀即可。

营养功效：由多种食材制作成的什锦沙拉含丰富的叶酸和多种维生素，且热量较低，孕妈妈可以放心食用，不用担心会长胖。

什锦西蓝花

原料：西蓝花、菜花各 150 克，胡萝卜 100 克，盐、白糖、醋、香油各适量。

做法：

1. 将西蓝花和菜花洗净，切成小朵；胡萝卜洗净，去皮、切片。

2. 将全部蔬菜放入温水中焯熟后，盛盘。

3. 加盐、白糖、醋、香油搅拌均匀即可。

营养功效：什锦西蓝花可缓解孕期焦虑，有促进孕妈妈食欲、补充维生素的作用。

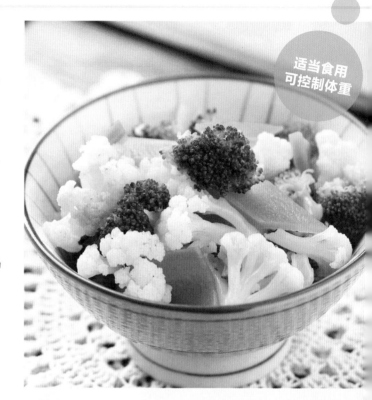

适当食用
可控制体重

麻酱莜麦菜

原料：莜麦菜 200 克，盐、蒜、芝麻酱各适量。

做法：

1. 莜麦菜洗净，切长段，焯烫一下备用；芝麻酱加入凉开水稀释，搅拌成均匀的麻酱汁，加盐调味；蒜切碎末备用。

2. 将调好的麻酱汁淋在莜麦菜段上，最后撒上蒜末即可。

营养功效：莜麦菜的膳食纤维丰富，而芝麻酱内铁的含量非常丰富，二者一起凉拌食用，既能促进消化，又能补充钙质，促进胎宝宝骨骼发育。

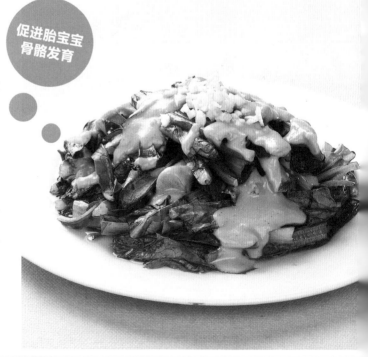

促进胎宝宝
骨骼发育

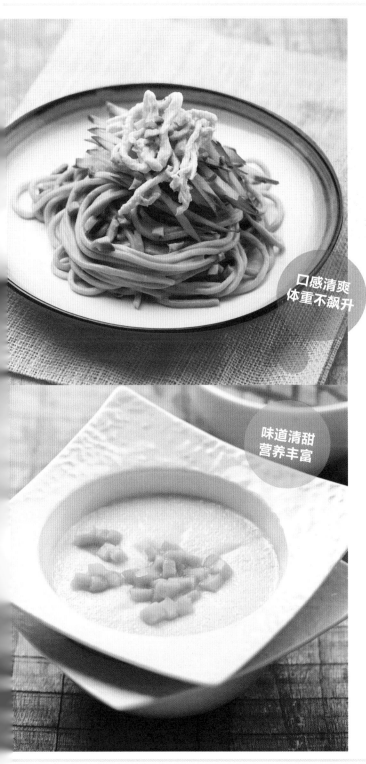

口感清爽
体重不飙升

味道清甜
营养丰富

鸡丝凉面

原料：新鲜生面条 150 克，鸡脯肉 50 克，黄瓜丝、熟花生碎、芝麻酱、料酒、生抽、葱段、姜片、蒜末、醋、盐各适量。

做法：

1. 鸡脯肉洗净，加水、葱段、姜片、料酒，大火煮至鸡脯肉熟烂，将鸡脯肉捞出，凉凉，撕成细丝。

2. 芝麻酱、生抽、醋、盐、蒜末放入碗中，混合成酱汁。

3. 将面条煮熟，过凉，沥干水分，将酱汁浇在面条上，码上黄瓜丝、鸡丝、熟花生碎即可。

营养功效：一碗鸡丝凉面会让孕妈妈食欲大增，而且不油腻，不用担心体重会飙升。

鲜奶蛋羹

原料：鸡蛋 2 个，芒果半个，牛奶 100 毫升，白糖适量。

做法：

1. 芒果洗净，去皮，取果肉切丁，备用；鸡蛋打散。

2. 将牛奶倒入蛋液中，加适量白糖轻轻搅拌均匀，放入蒸锅，盖上保鲜膜，冷水烧开。

3. 蒸 10 分钟后关火，去掉保鲜膜，把芒果丁撒在蛋羹表面即可。

营养功效：这款鲜奶蛋羹营养丰富，味道清甜，还有着芒果独有的香气。

孕2月

长胎不长肉这样做

　　此时孕妈妈不用刻意补充营养，保证营养均衡、饮食清淡、坚持锻炼、增强体质即可，同时吃一些缓解孕吐的食物。

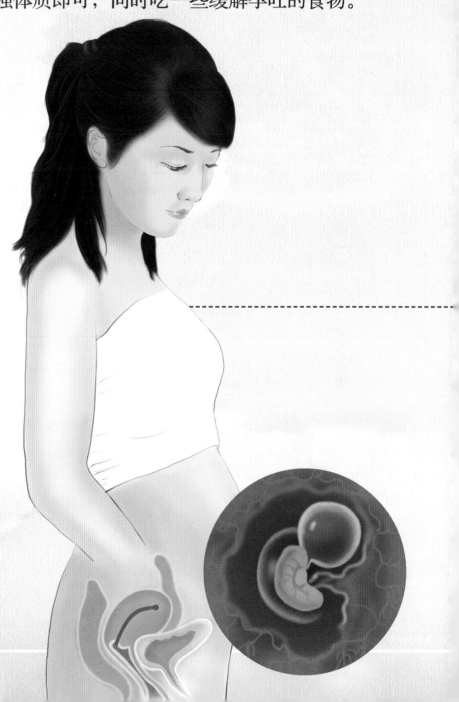

养胎瘦身这样做

孕 2 月，孕妈妈可能已经出现一些恶心、呕吐、干呕等早孕症状，这会影响到孕妈妈的食欲。早孕症状严重可能还会导致孕妈妈体重减轻，这是正常现象，不用太过担心，孕妈妈可以采取少食多餐的方式。

1. 别偷懒，坚持散步控体重

散步是一项随时随地都可以进行的锻炼方式。孕期常散步，可促进孕妈妈身体血液循环，增强腹部肌肉及骨盆肌肉和韧带的力量，有利于顺产。不过孕期散步也有一些注意事项：

（1）不去闹市散步。这些地方的空气中汽车尾气含量很高，过多吸入会对胎宝宝的大脑发育造成影响。

（2）散步时尽量避开有坡度或有台阶的地方，特别是在孕晚期，以防摔倒。

（3）散步时要穿舒适宽松的衣服和舒服的鞋。最好由准爸爸陪同，除了保证孕妈妈安全外，还可以增强夫妻间的交流，培养准爸爸和胎宝宝的感情。

2. 健康的零食更利于胎宝宝生长

孕期，尤其在早孕反应严重的孕早期，孕妈妈可以准备一些小零食，孕吐时吃一些可以起到缓解作用；肚子饿时，可以补充能量。

但孕期零食选择有讲究，尽可能多吃一些水果、坚果及葡萄干等；少吃热量较高(高脂肪、高糖) 的零食，如炸土豆片、巧克力、薯条、炸面包圈等。这些食物中常含有人工色素和添加剂，吃多了对人体健康有害，不利于胎宝宝的生长发育。

3. 狼吞虎咽易增重

孕妈妈进食是为了充分吸收营养，但狼吞虎咽会让食物不经过充分咀嚼就进入胃肠。一方面，不经过充分咀嚼的食物，没有与唾液充分接触；另一方面，胃还没来得及分泌足够的胃液消化食物。为了消化大块食物，胃不得不分泌比一般情况下多得多的消化液来完成这一艰巨的任务。如果日复一日这样进食，人就会因体内胃酸过多而患胃炎，甚至胃溃疡。

孕妈妈狼吞虎咽还会导致体重超标。因为吃东西的速度过快，明明所摄取的食物分量已经足够了，可是大脑却还没接到饱食信号，所以在"不知饱"的情况下，会不知不觉地摄入过多食物，自然会增重。所以吃饭过快的孕妈妈要养成细嚼慢咽的好习惯，这样吸收好不易胖。

体重计划
有的孕妈妈在本月出现体重不增反降的情况，这很可能是由孕吐导致的。

养胎瘦身的明星食材

孕 2 月，孕妈妈饮食应该吃得好、吃得全、吃得可口，注重日常生活中饮食的搭配和多样化，多吃新鲜蔬菜和水果，注意调养。下面这 6 种食物含丰富的营养素，能促进胎宝宝发育，适合孕妈妈食用。

南瓜（97 千焦）

南瓜的热量很低，且进食后肚容易有饱腹感，从而帮助孕妈妈减少食量，避免体重增长过快。同时南瓜富含维生素 A、胡萝卜素、钾、磷等营养素，可促进胎宝宝大脑发育。

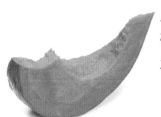

推荐食谱
南瓜燕麦粥
低热量 高膳食纤维
（见 P33）

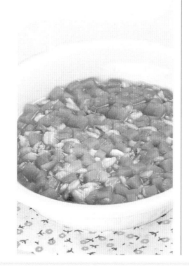

香菇（1149 千焦）

香菇是高蛋白、低脂肪，富含维生素和矿物质的保健食物，能够增强孕妈妈和胎宝宝的免疫力。孕期多吃香菇，可以让孕妈妈远离便秘的困扰。香菇与鸡鸭鱼肉一起煲汤，不仅有利于营养物质的消化吸收，还益于肠胃健康。

推荐食谱
香菇疙瘩汤
低脂肪 高蛋白
（见 P39）

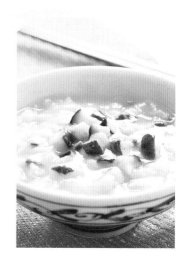

玉米（468 千焦）

玉米中丰富的膳食纤维，能预防胆结石的形成，降低血液中胆固醇的浓度，避免血脂异常。玉米中还含有烟酸等成分，有刺激肠胃蠕动的作用，可缓解孕妈妈的便秘之苦。

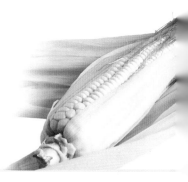

香蕉（389 千焦）

香蕉含有 5-羟色胺，可以预防胃溃疡，能缓解胃酸对胃黏膜的刺激，保护胃黏膜。同时富含能够保护动脉内壁的钾元素，是预防妊娠高血压疾病的保健食物，孕妈妈可以每天吃 1 根香蕉。

竹笋（96 千焦）

竹笋具有低脂肪、低糖、高膳食纤维的特点，孕期食用竹笋，既能保证营养还能帮助孕妈妈控制体重。同时竹笋含丰富的蛋白质，可以促进胎宝宝器官的形成。

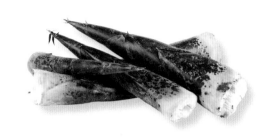

竹笋的主要营养素有蛋白质、维生素 C、钾、磷、钙，利于胎宝宝的发育。

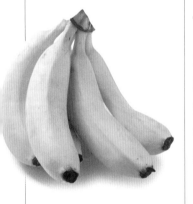

⬇3%

玉米的营养成分比较全面，主要营养素有膳食纤维、蛋白质、维生素 E，其中膳食纤维约占 3%。

柠檬（156 千焦）

柠檬有生津健脾的功效，富含维生素 C，可以帮助孕妈妈预防感冒。孕早期，想缓解孕吐症状的孕妈妈可以喝些柠檬水，而且孕妈妈摄入的柠檬酸可以抑制脂肪积聚，预防肥胖。

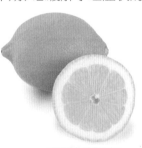

推荐食谱
柠檬煎鳕鱼
低热量 高维生素 C
（见 P40）

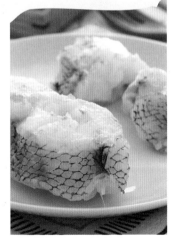

孕 2 月胎宝宝发育营养需求

这个月是胎宝宝器官形成的关键时期，孕妈妈应多补充蛋白质、碳水化合物、维生素和碘等矿物质。

• **碳水化合物**：碳水化合物可供给热量，孕早期每日应至少摄入 150 克碳水化合物（相当于 200 克的粮食），才能保证孕妈妈及胎宝宝的需要。

• **碘**：碘是甲状腺素重要的组成成分。甲状腺素能促进蛋白质的生物合成，促进胎宝宝生长发育。孕期可适当吃些海鱼、海带、紫菜等。

养胎瘦孕食谱

松仁玉米

原料：玉米粒 150 克，胡萝卜半根，豌豆、松子仁各 50 克，葱花、盐、白糖、水淀粉各适量。

做法：

1. 胡萝卜洗净，切丁；豌豆、松子仁、玉米粒洗净，备用。

2. 油锅烧热，放入葱花煸香，然后放入胡萝卜丁翻炒，再放入豌豆、玉米粒翻炒至熟，加盐、白糖调味，加入松子仁，最后用水淀粉勾芡即可。

营养功效：玉米富含膳食纤维和维生素；松子仁含有维生素 E、DHA 和镁元素，能满足胎宝宝骨骼、肌肉和大脑的发育需求，而且松仁玉米的香甜口感，可以增强食欲，食用后，既补充营养又不会增重过多。

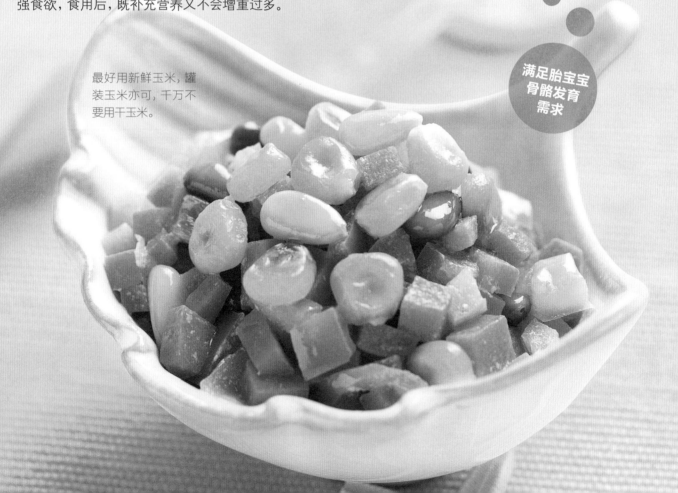

最好用新鲜玉米，罐装玉米亦可，千万不要用干玉米。

满足胎宝宝骨骼发育需求

南瓜燕麦粥

原料：燕麦 30 克，大米 50 克，南瓜 40 克。

做法：

1. 南瓜洗净削皮，切块；大米、燕麦洗净，清水浸泡半小时。

2. 大米放入锅中，加适量水，大火煮沸后转小火煮 20 分钟。

3. 放入南瓜块，小火煮 10 分钟后，加入燕麦，继续用小火煮 10 分钟即可。

营养功效：南瓜燕麦粥热量低，既营养又不容易增重。

南瓜油菜粥

原料：大米 50 克，南瓜 40 克，油菜 20 克，盐适量。

做法：

1. 将南瓜去皮，去瓤，洗净，切成小丁；油菜洗净，切丝；大米淘洗干净。

2. 锅中放入大米、南瓜丁，加适量水煮熟后，加入油菜丝搅拌均匀，最后加盐调味即可。

营养功效：油菜中的叶酸利于预防胎宝宝神经系统发育畸形。

虾仁豆腐

原料：豆腐 300 克，虾仁 100 克、姜末、盐、蛋清、水淀粉、香油各适量。

做法：

1. 豆腐切小块，焯一下，捞出沥干；虾仁处理干净，加少许盐、蛋清、水淀粉上浆；姜末、水淀粉和香油调成芡汁。

2. 油锅烧热，放入虾仁炒熟，再放入豆腐块同炒，出锅前倒入调好的芡汁，迅速翻炒均匀即可。

营养功效：虾仁豆腐是孕妈妈补充蛋白质和钙的营养美食。

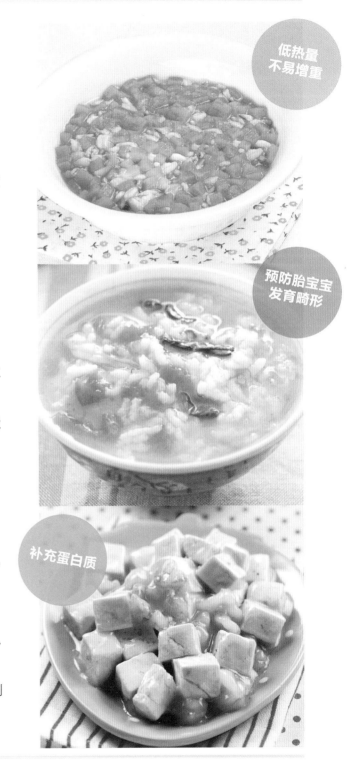

低热量
不易增重

预防胎宝宝
发育畸形

补充蛋白质

胡萝卜小米粥

原料：胡萝卜半根，小米 30 克。

做法：

1. 胡萝卜洗净，切成块；小米淘洗干净，备用。

2. 将胡萝卜块和小米一同放入锅内，加清水大火煮沸。

3. 转小火煮至胡萝卜绵软、小米开花即可。

营养功效：此粥富含维生素、可促进新陈代谢，还能开胃补虚，改善孕妈妈由于早孕反应出现的倦怠、乏力症状。

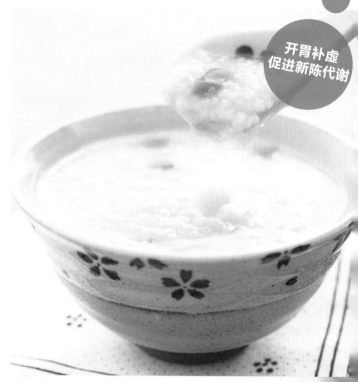

开胃补虚
促进新陈代谢

杏鲍菇炒西蓝花

原料：西蓝花 100 克，杏鲍菇 1 个，牛奶、白糖、盐各适量。

做法：

1. 西蓝花洗净，掰小块；杏鲍菇洗净、切片；西蓝花和杏鲍菇用沸水焯一下。

2. 油锅烧热，放入西蓝花和杏鲍菇，加入牛奶。

3. 用大勺子不停拨动搅拌，让牛奶包裹住蔬菜。

4. 小火炖煮杏鲍菇至熟，最后加白糖和盐即可。

营养功效：西蓝花含有类黄酮，可清理血管，与杏鲍菇搭配在一起口感好，可增强肝脏的解毒功能。

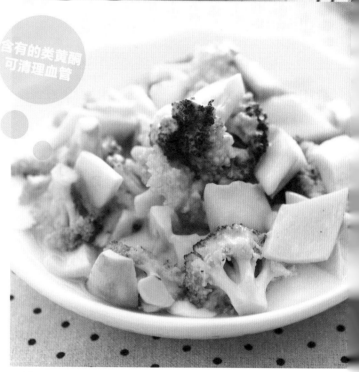

含有的类黄酮
可清理血管

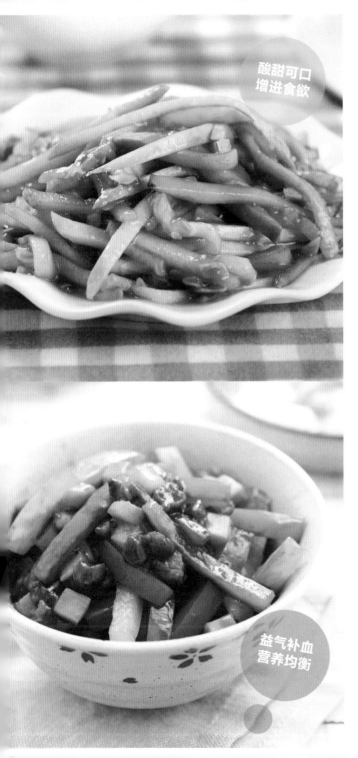

酸甜可口
增进食欲

益气补血
营养均衡

糖醋西葫芦丝

原料：西葫芦 1 根，蒜末、花椒、盐、醋、白糖、淀粉各适量。

做法：

1. 西葫芦洗净，去籽，切丝。

2. 油锅烧热，放入花椒，炸至变色，捞出花椒。

3. 油锅里放入蒜末煸香，倒入西葫芦丝翻炒。

4. 盐、白糖、醋、淀粉和水调成汁，沿锅边淋入锅里，翻炒均匀。

营养功效：本菜营养丰富，酸甜可口，不但能增加孕妈妈的食欲，还能补充孕期所需营养。

彩椒牛肉丝

原料：红椒、黄椒、青椒各 50 克，牛里脊肉 100 克，鸡蛋、料酒、淀粉、姜丝、酱油、高汤、盐各适量。

做法：

1. 鸡蛋磕开，取蛋清；牛里脊肉洗净，切丝，加盐、蛋清、料酒、淀粉搅拌均匀。

2. 红椒、黄椒、青椒洗净，切丝；酱油、高汤、淀粉调成芡汁。

3. 油锅烧热，下红椒、黄椒、青椒丝炒至断生，备用。

4. 牛里脊肉丝下油锅中炒散，放入红椒丝、黄椒丝、青椒丝、姜丝炒香，倒入芡汁，翻炒均匀即可。

营养功效：牛肉脂肪含量低，具有益气补血的功效，搭配热量低的彩椒同食，营养均衡不增重。

橙汁酸奶

原料：鲜橙 1 个，酸奶 200 毫升，蜂蜜适量。

做法：

1. 将鲜橙去皮，去核，切小块后榨成汁。

2. 橙汁与酸奶、蜂蜜搅拌均匀即可。

营养功效：酸奶中富含蛋白质、维生素 B_2、维生素 E、钙，可以促进肠胃蠕动，帮助排便。孕期容易便秘的孕妈妈可以适量喝橙汁酸奶，但不能喝冰酸奶；橙子中维生素 C 的含量较高，有很好的健脾开胃的效果。孕妈妈喝橙汁酸奶有助于控制体重。

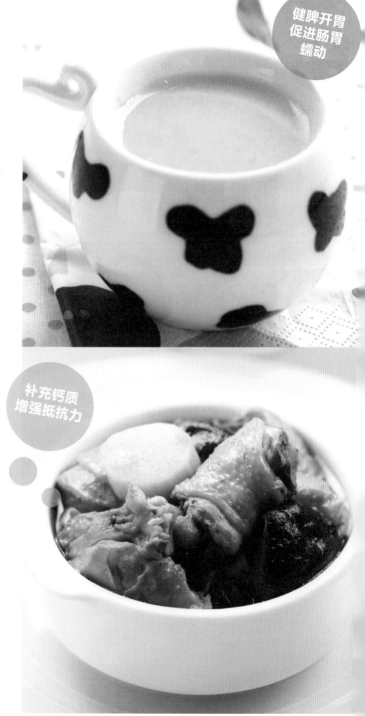

健脾开胃
促进肠胃
蠕动

补充钙质
增强抵抗力

香菇山药鸡

原料：山药 100 克，鸡腿 150 克，干香菇 6 朵，料酒、酱油、白糖、盐各适量。

做法：

1. 山药洗净，去皮，切厚片；干香菇用温水泡软，去蒂，切块；将鸡腿洗净，剁块，汆烫，去血沫后冲洗干净。

2. 将鸡腿块、香菇块放入锅内，加料酒、酱油、白糖、盐和适量水同煮。

3. 开锅后转小火，10 分钟后放入山药片，煮至汤汁稍干即可。

营养功效：鸡肉、香菇可以增强孕妈妈和胎宝宝的抵抗力，山药促进脾胃消化吸收，三者同食可补养身体。

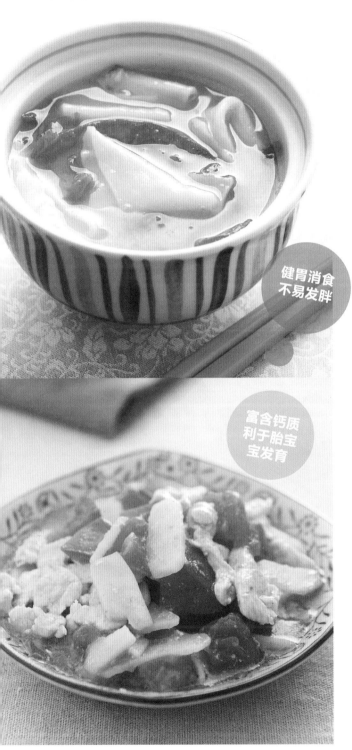

健胃消食
不易发胖

富含钙质
利于胎宝
宝发育

西红柿面片汤

原料：西红柿 1 个，面片 50 克，高汤、盐、香油各适量。

做法：

1. 西红柿用开水略烫，去皮切块。

2. 油锅烧热，炒香西红柿块，加入高汤烧开，再加面片。

3. 煮 3 分钟后，加盐、香油调味即可。

营养功效：西红柿面片汤富含维生素 C、膳食纤维等，具有滋阴清火、健胃消食的作用，还可以防止孕妈妈便秘。孕妈妈常食也不用担心会长胖。

西红柿鸡片

原料：鸡肉 100 克，荸荠 20 克，西红柿 1 个，水淀粉、盐、白糖各适量。

做法：

1. 鸡肉洗净，切片，放入碗中，加入盐、水淀粉腌制；荸荠洗净，切片；西红柿洗净，切块。

2. 油锅烧热，放入鸡片，炒至变白，放入荸荠片、盐、白糖、西红柿块翻炒至熟，最后用水淀粉勾芡即可。

营养功效：此菜富含维生素 C、膳食纤维、铁、钙、磷等，有清热解毒、健胃消食等功效。

玉米香菇虾肉饺

原料: 饺子皮 13~15 个, 猪肉 150 克, 干香菇 3 朵, 虾、玉米粒各 30 克, 盐、香油各适量。

做法:

1. 干香菇泡发后切丁; 虾去皮、去虾线, 切丁。

2. 将猪肉剁碎, 放入香菇丁、虾肉丁和玉米粒, 搅拌均匀, 再加入盐、香油、泡香菇的水制成馅。

3. 饺子皮包入馅, 包好后下锅煮熟即可。

营养功效: 多种食材包成的饺子, 可以让孕妈妈一次摄入多种营养。玉米香菇虾肉饺既可以满足孕 2 月胎宝宝的发育需求, 又可以使孕妈妈在滋补身体的同时不会增重过多。

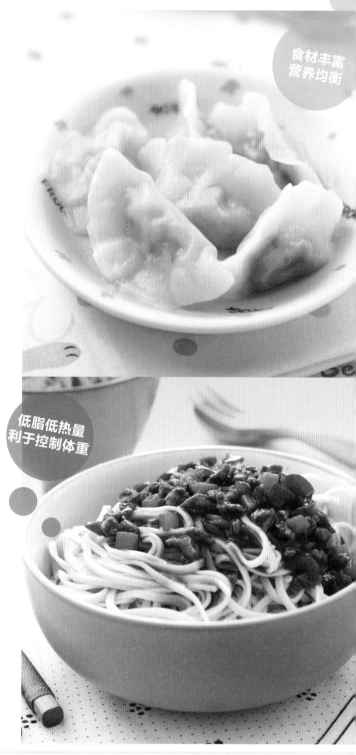

食材丰富
营养均衡

低脂低热量
利于控制体重

竹笋卤面

原料: 面条 100 克, 竹笋 1 根, 猪肉 30 克, 胡萝卜半根, 红椒碎、酱油、水淀粉、盐、香油各适量。

做法:

1. 将猪肉、竹笋、胡萝卜洗净, 切小丁。

2. 面条煮熟, 过水后盛入汤碗中。

3. 油锅烧热, 放猪肉丁煸炒, 再放竹笋丁、红椒碎、胡萝卜丁翻炒, 加入酱油、盐、水淀粉, 盛出浇在面条上, 最后再淋上香油即可。

营养功效: 竹笋卤面中的竹笋清香, 具有开胃、促进消化、增强食欲的作用。竹笋是低脂、低热量、高纤维蔬菜, 利于孕妈妈控制体重。

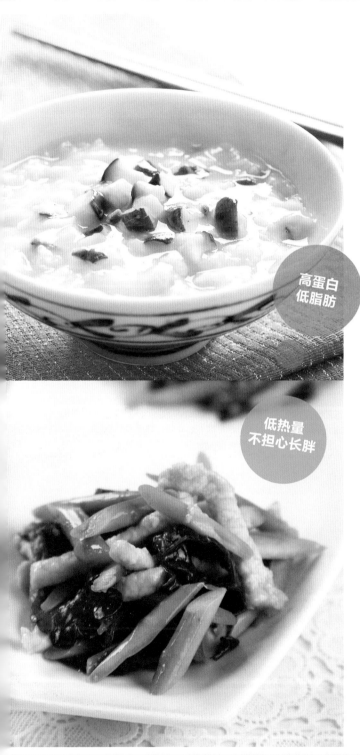

高蛋白
低脂肪

低热量
不担心长胖

香菇疙瘩汤

原料：香菇 4 朵，面粉 30 克，鸡蛋 1 个，盐适量。

做法：

1. 将香菇洗净，切丁；面粉加水和鸡蛋混合拌匀成面絮。

2. 在锅中倒入适量清水，大火烧沸后，用小勺挖取疙瘩，放入锅中。

3. 面疙瘩浮起后，放入香菇丁、盐煮熟即可。

营养功效：加了鸡蛋的疙瘩汤口感软滑，再加入高蛋白、低脂肪的香菇，味道更鲜美。香菇疙瘩汤可以强身健体、促进胎宝宝发育。

芦笋炒肉

原料：猪里脊肉 150 克，芦笋 3 根，蒜 4 瓣，木耳、水淀粉、盐各适量。

做法：

1. 芦笋洗净，切段；蒜切末；木耳泡发，洗净，撕成小朵；猪里脊肉洗净，切成条，尽量和芦笋段一样粗细。

2. 油锅烧热，放入蒜末炒香，然后放入猪里脊肉条、芦笋段、木耳翻炒均匀。

3. 出锅前加盐调味，用水淀粉勾芡即可。

营养功效：孕期荤素搭配很重要，猪里脊肉鲜美滑嫩，芦笋低热量、高营养，二者搭配是很好的选择，而且孕妈妈在享受美味的同时不用担心会长胖。

红薯粥

原料：红薯 100 克，大米 50 克。

做法：

1. 红薯洗净，去皮，切成块；大米洗净，用清水浸泡 30 分钟。

2. 将泡好的大米和红薯块放入锅中同煮，大火煮沸后转小火煮至米熟粥稠即可。

营养功效：红薯富含多种维生素和膳食纤维，能帮助孕妈妈排毒美容。以红薯当主食还有助于瘦身。

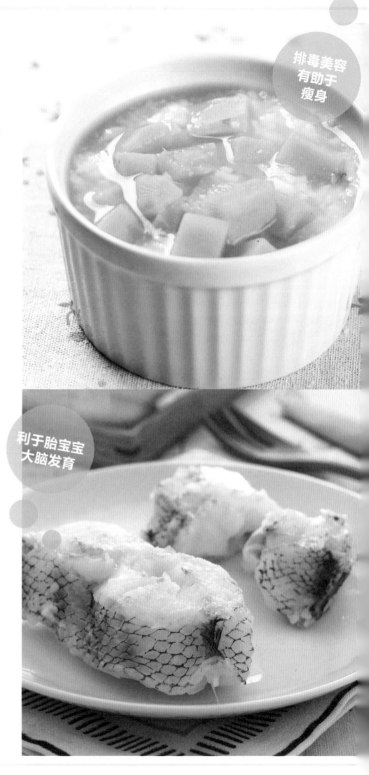

排毒美容
有助于
瘦身

利于胎宝宝
大脑发育

柠檬煎鳕鱼

原料：鳕鱼肉 200 克，柠檬 1 个，鸡蛋清、盐、水淀粉各适量。

做法：

1. 将鳕鱼洗净，切小块，加入盐腌制片刻，挤入适量柠檬汁。

2. 将腌制好的鳕鱼块裹上蛋清和水淀粉。

3. 油锅烧热，放入鳕鱼煎至两面金黄即可出锅装盘。

营养功效：鳕鱼属于深海鱼类，DHA 含量高，是有利于胎宝宝大脑发育的益智食物；加入适量的柠檬汁，能有效缓解孕妈妈的厌食症状，还可以较好地控制体重。

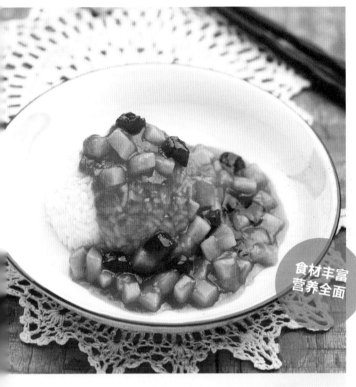

食材丰富
营养全面

什锦果汁饭

原料：大米 50 克，鲜牛奶 250 毫升，苹果丁、菠萝丁、蜜枣丁、青梅丁、碎核桃仁各 25 克，番茄酱、淀粉各适量。

做法：

1. 将大米淘洗干净，加入鲜牛奶、水，焖成饭。

2. 将番茄酱、苹果丁、菠萝丁、蜜枣丁、青梅丁、碎核桃仁放入锅内，加水烧沸，用淀粉勾芡，制成什锦沙拉酱，浇在米饭上即成。

营养功效：什锦果汁饭食材丰富，营养全面，能满足胎宝宝对多种营养素的需求。香甜的口感，可以增强孕妈妈的食欲。

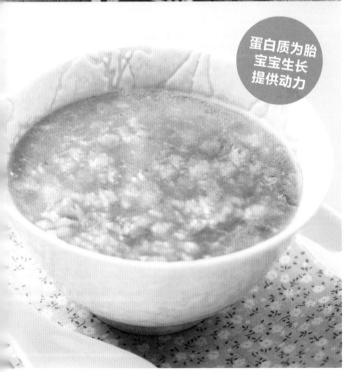

蛋白质为胎
宝宝生长
提供动力

西红柿疙瘩汤

原料：西红柿 100 克，鸡蛋 1 个，面粉 50 克，盐适量。

做法：

1. 一边往面粉中加水，一边用筷子搅拌成絮状，静置 10 分钟；鸡蛋打入碗中，搅拌均匀；西红柿洗净，切小块。

2. 油锅烧热，将西红柿块倒入，炒出汤汁，加 2 碗水煮开。

3. 将面疙瘩倒入西红柿汤中煮 3 分钟后，淋入蛋液，最后加盐调味即可。

营养功效：西红柿含有丰富的维生素和叶酸，鸡蛋中蛋白质、钙的含量十分丰富，能促进胎宝宝的生长发育，又可以很好地帮助孕妈妈控制体重。

孕3月

长胎不长肉这样做

　　为满足胎宝宝器官形成和发育的需求，孕妈妈需要多储备一些优质的营养物质，同时记饮食日记。

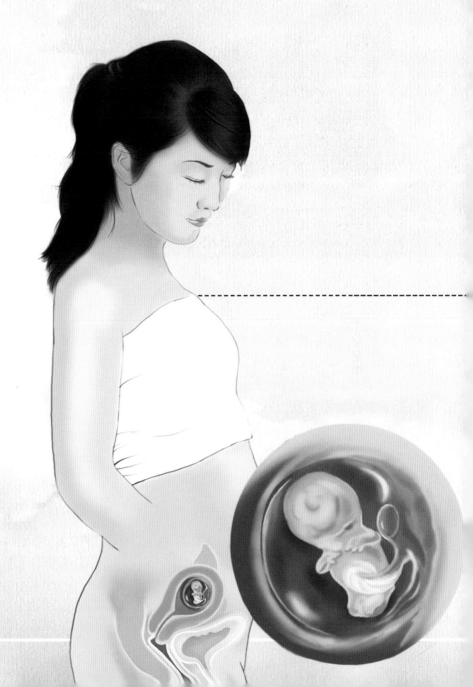

养胎瘦身这样做

　　孕 3 月，很多孕妈妈在孕早期出现的身体乏力、不适、恶心呕吐等情况在本月仍将继续，不过即便早孕反应比较厉害，孕妈妈也应适当、均衡地补充营养，经常做做伸展运动。

1. 工作间隙做伸展操

　　很多职场孕妈妈在孕期还在坚持上班，不能在家养胎。这就需要孕妈妈自己进行调整，尤其要避免久站或久坐，防止增大的子宫压迫静脉，造成下肢静脉曲张和痔疮。趁午休时间做一套孕期办公室体操是个不错的选择，或者利用工作间隙，每工作 45~60 分钟，孕妈妈可以放下手头的工作，左右活动一下颈部，或者抬抬腿、伸伸胳膊等；也可以起身走走，爬爬楼梯，或者到阳台或茶水间做做摆腰运动，甩甩胳膊。

　　虽然每天运动量不大，但可以起到活动筋骨的作用。长期坚持，孕妈妈身体会更灵活，到孕晚期时，身体也不会太笨重。

2. 清淡肉汤有利于控制体重

　　有的孕妈妈为加强营养，在吃肉喝汤的同时也摄入了大量的脂肪，使体重增长过快，增加了患妊娠高血压疾病、妊娠糖尿病等并发症的风险。建议孕妈妈煲汤时选用鸭肉、鱼肉、牛肉等脂肪含量低又易消化的食物，同时加入一些蔬菜，可有效减少油腻，利于营养物质的吸收。

体重计划
本月孕妈妈无论胖瘦，体重增长都不应超过 2 000 克。

3. 高脂肪、油腻食物易导致胎宝宝出生后肥胖

　　引起肠胃不适的最常见原因是消化不良，一般不需要药物处理。孕妈妈要减少高脂肪、油腻食物的摄取，避免辛辣食物和含有咖啡因的饮料，增加高膳食纤维食物的摄取，如麦麸、玉米、糙米、大豆、燕麦、荞麦等，同时，吃容易消化的禽类或者鱼肉，多吃蔬菜、水果，可以减轻消化不良引起的便秘等问题。

　　如果孕妈妈吃太多高脂肪、油腻的食物还会加重早孕反应，不利于孕期身体健康，也增加了产后瘦身的难度，甚至导致胎宝宝出生后肥胖。

养胎瘦身的明星食材

孕 3 月是胎宝宝各器官形成的关键时期，需要大量的营养素，孕妈妈要注意均衡饮食，以下 6 种食材所含热量都不是很高，可以让孕妈妈在保证营养的同时体重不过快增加。

猕猴桃 (257 千焦)

猕猴桃中所含的膳食纤维、维生素 C、钙等都是孕期所必需的营养成分，其中丰富的维生素 C 可以促进孕妈妈对铁的吸收，对预防缺铁性贫血有一定作用。而且，猕猴桃属于富含膳食纤维的低热量、低脂肪水果，有控制体重的作用。

推荐食谱
果香猕猴桃蛋羹
低脂肪 高膳食纤维
（见 P51）

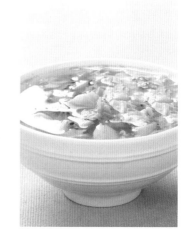

虾 (356 千焦)

虾口味鲜美，有极高的营养价值，可制作多种佳肴。虾富含蛋白质，肉质松软，易消化，且吃虾可促进胎宝宝大脑和骨骼的发育，既补充了营养，又不用担心会长胖，但是对海鲜过敏的孕妈妈要慎食。

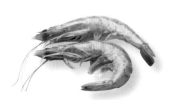

推荐食谱
明虾炖豆腐
低热量 高蛋白
（见 P50）

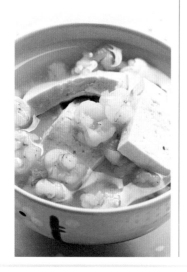

鲈鱼 (439 千焦)

鲈鱼富含易消化吸收的优质蛋白质、不饱和脂肪及多种微量元素，营养丰富，同时还有健脾胃、补肝肾、止咳化痰的作用。

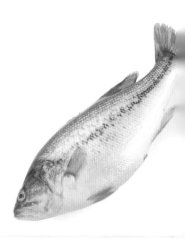

豆腐（351 千焦）

豆腐绵软适口，素有"植物肉"的美称，孕妈妈适当吃些可增加营养，补充体力，而且豆腐富含钙，利于胎宝宝骨骼的发育。除此之外，豆腐还有增强食欲的作用，凉拌或炒食均可。

油菜（57 千焦）

油菜有降血脂、防癌抗癌、促进血液循环的功效。油菜中含有大量的膳食纤维，能促进肠道蠕动，预防便秘，而且油菜含丰富的叶酸，是孕早期补充叶酸的好食材。

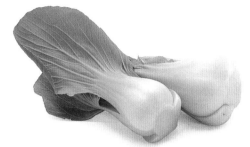

油菜中维生素 C 的含量较高，孕妈妈食用对胎宝宝骨骼、牙齿的发育有帮助。

草莓（134 千焦）

草莓含有丰富的维生素 C，孕妈妈经常吃草莓可以防止牙龈出血，其含有的果胶和丰富的膳食纤维，可以帮助消化。草莓的热量较低，孕妈妈食用不用担心会长胖。

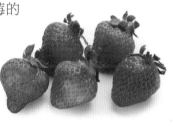

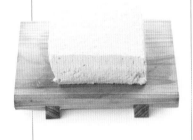

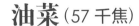**18.6%**

鲈鱼的主要营养素是蛋白质、磷、钾，鲈鱼每100 克可食用部分中的蛋白质高达 18.6 克。

推荐食谱
草莓藕粉
低热量 高维生素 C
（见 P48）

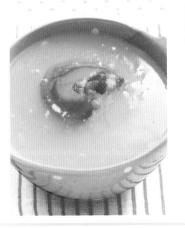

孕 3 月胎宝宝发育营养需求

这个时期孕妈妈的饮食应保证孕期营养需求。孕妈妈可重点补充多种维生素和矿物质，尤其要补充维生素 A、维生素 E 和铁、铜等。

• DHA：孕妈妈如果缺少 DHA，会对胎宝宝大脑及视网膜的形成和发育产生不利影响，甚至会造成流产和胎宝宝宫内发育迟缓。因此，孕妈妈可以从现在开始每周吃一两次鱼，摄取足够的 DHA，满足胎宝宝的大脑发育需求。

养胎瘦孕食谱

香菇油菜

原料： 干香菇 6 朵，油菜 250 克，盐适量。

做法：

1. 油菜洗净，切段，梗、叶分开放置；干香菇用温开水泡开，洗净后去蒂。

2. 油锅烧热，放入香菇和泡香菇的水炒至香菇将熟。

3. 放入油菜梗炒软，再放入油菜叶、盐炒熟即可。

营养功效： 油菜富含钙、铁等微量元素，可减轻孕妈妈腿部抽筋、头晕失眠的症状；香菇有降血压、降血脂、提高机体免疫功能、促进胎宝宝发育的功效，且香菇油菜所含热量低，适合孕妈妈食用。

降压降脂
促进胎宝
宝发育

香菇可以提鲜，所以
无须再放鸡精或味精。

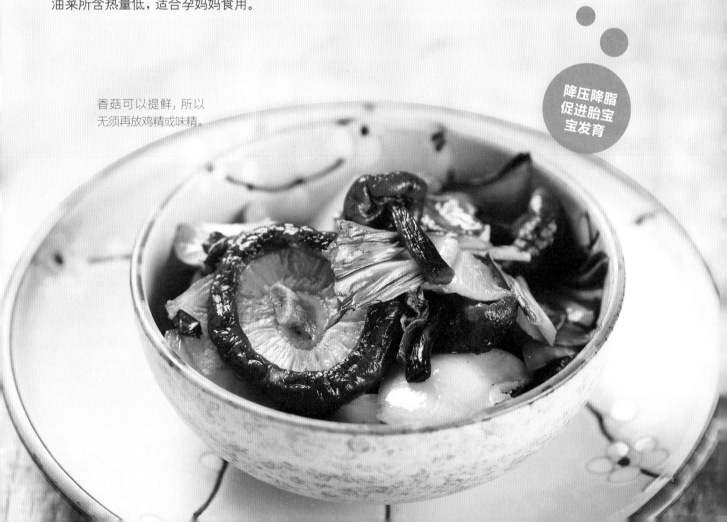

海参豆腐汤

原料：海参 2 只，豆腐 150 克，肉丸、胡萝卜片、黄瓜片、姜片、盐、酱油、料酒各适量。

做法：

1. 剖开海参，洗净，入沸水加料酒和姜片去腥，冲凉后切段；豆腐切块。

2. 海参放锅内加清水，放入姜片、盐、酱油煮沸，加入肉丸和豆腐块、胡萝卜片、黄瓜片煮熟即可。

营养功效：海参富含蛋白质，豆腐有帮助消化的作用。

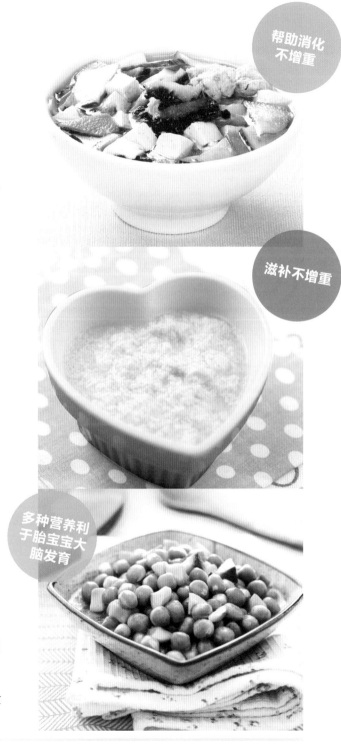

帮助消化不增重

肉蛋羹

原料：猪里脊肉 60 克，鸡蛋 1 个，盐、香油各适量。

做法：

1. 猪里脊肉洗净，剁成泥。

2. 鸡蛋打入碗中，加入和鸡蛋液一样多的凉开水，加入肉泥，放少许盐，朝一个方向搅匀，上锅蒸 15 分钟。

3. 出锅后，淋上香油即可。

营养功效：肉类和鸡蛋都富含锌，滋补不增重。

滋补不增重

口蘑炒豌豆

原料：口蘑 15 朵，豌豆 100 克，高汤、盐、水淀粉各适量。

做法：

1. 口蘑洗净，切成小丁；豌豆洗净。

2. 油锅烧热，放入口蘑丁和豌豆翻炒，加适量高汤煮熟，用水淀粉勾薄芡，最后加盐调味即可。

营养功效：口蘑和豌豆富含蛋白质、碳水化合物、多种微量元素及维生素，孕妈妈食用可促进胎宝宝大脑发育。

多种营养利于胎宝宝大脑发育

芦笋蛤蜊饭

原料：芦笋 6 根，蛤蜊 180 克，海苔丝、胡萝卜丝、姜丝、大米、醋、白糖、盐、香油各适量。

做法：

1. 芦笋洗净，切段；蛤蜊洗净，用清水煮熟；大米洗净。

2. 将大米放入电饭煲中，加适量清水，用姜丝、醋、白糖、盐拌匀，再把芦笋铺在上面一起煮。

3. 将煮熟的米饭盛出，放入蛤蜊、胡萝卜丝、海苔丝，加香油拌匀。

营养功效：蛤蜊富含锌，芦笋富含叶酸，所以此菜既补充锌，又补充叶酸，有益于胎宝宝的健康发育。这道菜颜色清爽宜人，有助于增强食欲，适合孕早期食用。

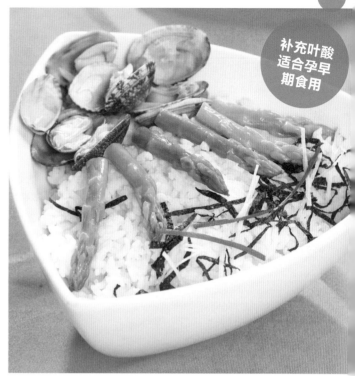

补充叶酸
适合孕早期食用

草莓藕粉

原料：藕粉 50 克，草莓适量。

做法：

1. 藕粉加适量水调匀，锅置火上，加水烧开，倒入调匀的藕粉，用小火慢慢熬煮，边熬边搅动，熬至透明即可。

2. 草莓洗净，切成块，放入搅拌机中，加适量水，榨汁。

3. 将草莓汁倒入藕粉中，食用时调匀即可。

营养功效：藕粉益胃健脾、养气补益，且易于消化吸收，与富含维生素 C 的草莓搭配，营养又不会让孕妈妈长胖。

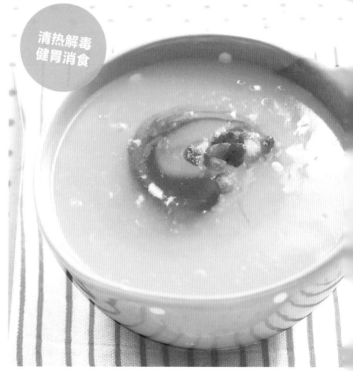

清热解毒
健胃消食

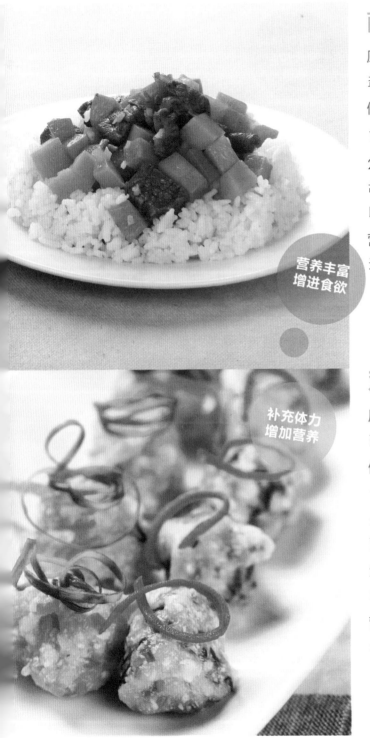

营养丰富
增进食欲

补充体力
增加营养

南瓜牛腩饭

原料：牛腩 100 克，米饭 150 克，南瓜、胡萝卜、高汤、盐、葱花各适量。

做法：

1. 牛腩、南瓜、胡萝卜分别洗净，切丁。

2. 将牛腩放入锅中，用高汤煮至八成熟，加入南瓜丁、胡萝卜丁、盐，煮至全部熟软，浇在米饭上，撒上葱花即可。

营养功效：此菜清淡可口、荤素搭配适当，营养丰富，适合孕妈妈食用。

双色豆腐丸

原料：豆腐 250 克，胡萝卜、菠菜各 30 克，面粉、淀粉、葱丝、红椒丝、盐各适量。

做法：

1. 胡萝卜洗净，擦丝；菠菜洗净，剁碎；豆腐用手抓碎分两份，一份加入胡萝卜丝，一份加入菠菜碎，加适量面粉、淀粉、水和盐拌匀，团成丸子。

2. 丸子下锅焯熟，捞出摆盘，撒上葱丝、红椒丝点缀即可。

营养功效：本菜不仅营养丰富，而且颜色鲜艳，有益于增加食欲。

山药黑芝麻糊

原料：山药 60 克，黑芝麻 50 克，白糖适量。

做法：

1. 黑芝麻洗净，小火炒香，研成细粉。

2. 山药放入干锅中烘干，打成细粉。

3. 锅内加适量清水，烧沸后将黑芝麻粉和山药粉放入锅内，同时放入白糖，不断搅拌，煮 5 分钟，撒上炒熟的黑芝麻即可。

营养功效：山药和黑芝麻富含维生素 E、碳水化合物，美味又营养，有助于促进胎宝宝健康发育。山药是高营养、低热量的食材，孕妈妈食用后会产生饱腹感，有利于控制体重。

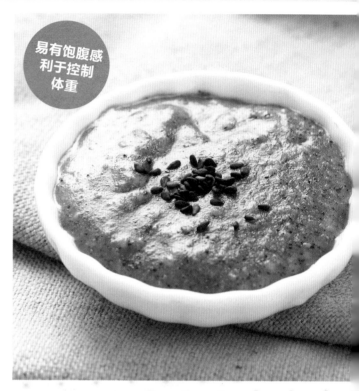

易有饱腹感利于控制体重

明虾炖豆腐

原料：虾、豆腐各 100 克，姜片、盐各适量。

做法：

1. 虾去壳、去头、去虾线，洗净；豆腐冲洗，切块。

2. 锅中加水烧沸，放入虾、豆腐块、姜片，大火煮开，撇去浮沫，转小火继续炖煮。

3. 食材熟透后拣去姜片，加盐调味即可。

营养功效：明虾炖豆腐是动物蛋白和植物蛋白的结合，营养价值高但脂肪含量低，是帮助孕妈妈长胎不长肉的好菜品。

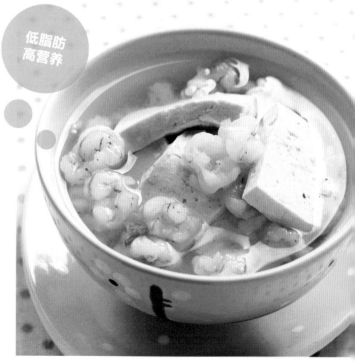

低脂肪高营养

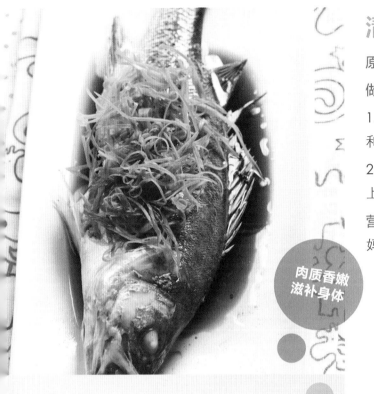

肉质香嫩
滋补身体

清蒸鲈鱼

原料：鲈鱼 1 条，姜末、葱丝、盐、料酒、蒸鱼豉油各适量。

做法：

1. 将鲈鱼去鳞、鳃、内脏，洗净，两面划几刀，抹匀盐和料酒后放盘中腌 5 分钟。

2. 将葱丝、姜末铺在鲈鱼身上，上蒸锅蒸 15 分钟，淋上蒸鱼豉油即可。

营养功效：鲈鱼肉质白嫩，常食可滋补健身，增强孕妈妈免疫力，是增加营养又不会长胖的美食。

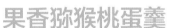

排毒美容
有助瘦身

果香猕猴桃蛋羹

原料：猕猴桃 3 个，鸡蛋 1 个，白糖、水淀粉各适量。

做法：

1. 猕猴桃去皮，1 个切成小丁，2 个用搅拌机打成泥；鸡蛋打散备用。

2. 将猕猴桃丁和猕猴桃泥一起倒入小锅中，加入适量清水和白糖，用小火边加热边搅拌，煮开后调入水淀粉，顺时针方向搅拌均匀，再倒入鸡蛋液，稍煮即可。

营养功效：果香猕猴桃蛋羹适合作为孕妈妈的加餐，口感酸甜，营养不增重。猕猴桃含有丰富的维生素 C，可干扰黑色素的形成，保持皮肤白皙。

三文鱼粥

原料：三文鱼、大米各 50 克，盐适量。

做法：

1. 三文鱼洗净，剁成鱼泥；大米洗净，浸泡 30 分钟。

2. 锅置火上，放入大米，加适量清水，大火烧沸后改小火，熬煮成粥。

3. 待粥煮熟时，放入鱼泥，略煮片刻，加盐调味即可。

营养功效：三文鱼中含有丰富的不饱和脂肪酸和维生素 D，对胎宝宝大脑的发育极有好处。三文鱼还可以帮助孕妈妈消除水肿、促进消化。

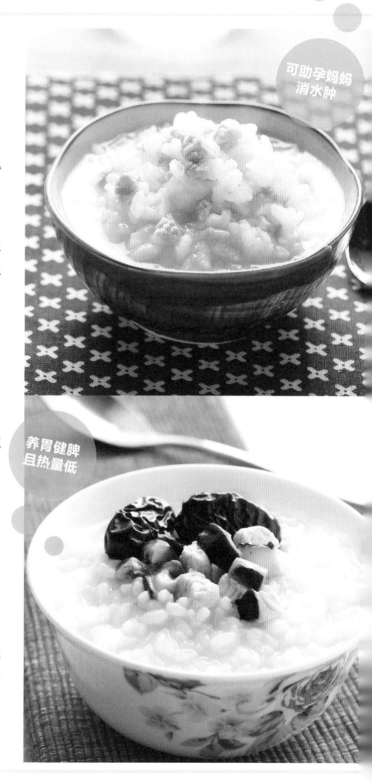

可助孕妈妈
消水肿

养胃粥

原料：大米 50 克，红枣 4 颗，莲子 20 克，香菇、盐（或蜂蜜）各适量。

做法：

1. 莲子用温水泡软、去心；大米淘洗干净；红枣洗净；香菇洗净，切丁。

2. 莲子、大米、红枣、香菇丁同入锅内，加适量清水，大火煮开后，小火熬煮成粥。

3. 依个人口味可用盐或者蜂蜜调味，早晚食用。

营养功效：本粥能够帮孕妈妈补充身体所需的碳水化合物，养胃健脾，适合孕吐严重的孕妈妈。若晚餐食用还有利于控制体重。

养胃健脾
且热量低

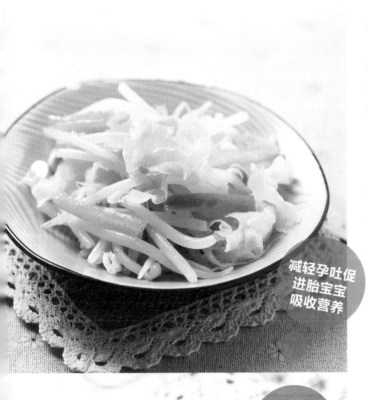

减轻孕吐促进胎宝宝吸收营养

增强食欲促进肠道蠕动

银耳拌豆芽

原料：绿豆芽 100 克，银耳、青椒各 50 克，香油、盐各适量。

做法：

1. 将绿豆芽去根，洗净，沥干；银耳用水泡发，洗净；青椒洗净，切丝。

2. 锅中加水烧开，将绿豆芽和青椒丝焯熟，捞出凉凉。

3. 将银耳放入开水中焯熟，捞出过凉水，沥干。

4. 将绿豆芽、青椒丝、银耳放入盘中，再放入香油、盐，搅拌均匀即可。

营养功效：银耳拌豆芽含有丰富的维生素 C 和胡萝卜素，能减轻孕吐，促进胎宝宝吸收营养。

肉末炒芹菜

原料：猪瘦肉 150 克，芹菜 200 克，酱油、料酒、葱花、姜末、盐各适量。

做法：

1. 猪瘦肉洗净，切成末，然后用酱油、料酒调汁腌制；芹菜择洗干净，切丁。

2. 油锅烧热，放入葱花、姜末煸炒，再放入猪瘦肉末大火快炒，放入芹菜丁，炒至熟时，烹入酱油和料酒，最后加盐调味即可。

营养功效：芹菜有安定情绪、消除烦恼的功效，还可以增强孕妈妈食欲；芹菜富含膳食纤维，可促进肠道蠕动，有利于孕妈妈排便。

豆苗鸡肝汤

原料：嫩豆苗 30 克，鸡肝 100 克，姜末、料酒、盐、香油、鸡汤各适量。

做法：

1. 鸡肝洗净，切片，用料酒腌制，放入开水汆烫，捞出沥干；嫩豆苗择洗干净。

2. 锅置火上，倒入鸡汤，烧开时放入鸡肝片、豆苗、姜末，加入料酒、盐烧沸，淋上香油即可。

营养功效：鸡肝中的维生素 A 有助于胎宝宝骨骼和眼睛的发育；豆苗含 B 族维生素、维生素 C 和胡萝卜素，有利尿消肿、助消化的作用，适合想要控制体重的孕妈妈食用。

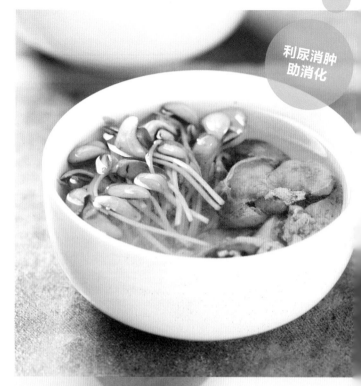

利尿消肿
助消化

橙香鱼排

原料：鲷鱼 1 条，橙子 1 个，红椒丁、冬笋丁、盐、料酒、水淀粉各适量。

做法：

1. 将鲷鱼收拾干净，切大块，加盐、料酒腌 10 分钟；橙子取果肉，切块。

2. 油锅烧热，鲷鱼块裹适量淀粉入锅炸至金黄色。

3. 锅中放水烧开，放入橙肉块、红椒丁、冬笋丁，加盐调味，最后用水淀粉勾芡，浇在鲷鱼块上即可。

营养功效：鲷鱼蛋白质含量高，橙子富含维生素 C，二者搭配能增强胎宝宝的免疫力。孕妈妈食用此道菜既滋补身体又不需要担心体重飙升。

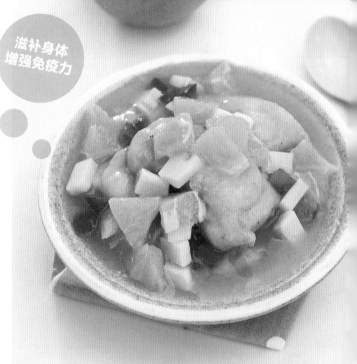

滋补身体
增强免疫力

虾皮豆腐汤

原料: 豆腐 100 克, 虾皮 10 克, 盐、白糖、姜末、水淀粉各适量。

做法:

1. 豆腐切丁, 入沸水焯烫; 虾皮洗净。

2. 油锅烧热, 放入姜末、虾皮爆出香味。

3. 倒入豆腐丁, 加白糖、盐、适量水后烧沸, 最后用淀水粉勾芡即可。

营养功效: 虾皮豆腐汤, 味道鲜美、营养丰富。豆腐和虾皮的含钙量高, 且营养丰富, 是孕妈妈孕期的必吃食物, 滋补不增重。

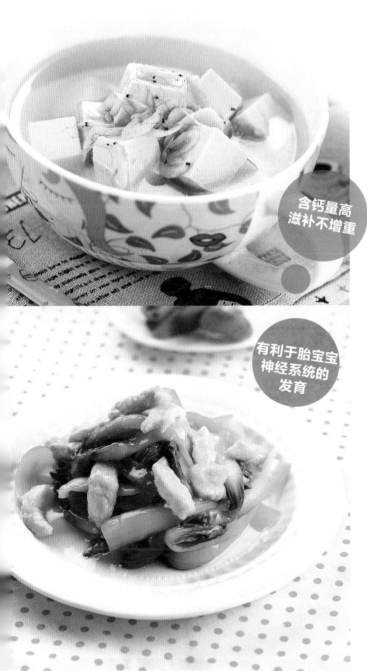

含钙量高
滋补不增重

有利于胎宝宝
神经系统的
发育

鸡胸扒油菜

原料: 油菜 200 克, 鸡胸肉 150 克, 牛奶、盐、葱花、水淀粉、料酒各适量。

做法:

1. 油菜洗净, 切成长段; 鸡胸肉洗净, 切块, 放入开水中氽烫, 捞出。

2. 油锅烧热, 放入葱花炝锅, 再放入鸡胸肉块和油菜段翻炒, 加料酒、盐、牛奶, 大火烧开, 用水淀粉勾芡即可。

营养功效: 此菜中含有丰富的蛋白质、钙、铁、烟酸和维生素 C, 有利于胎宝宝神经系统的发育。

孕4月

长胎不长肉这样做

从本月开始，孕妈妈进入了比较安全、愉快的孕中期。妊娠引起的不适感在逐渐消退，胎宝宝也在健康成长。

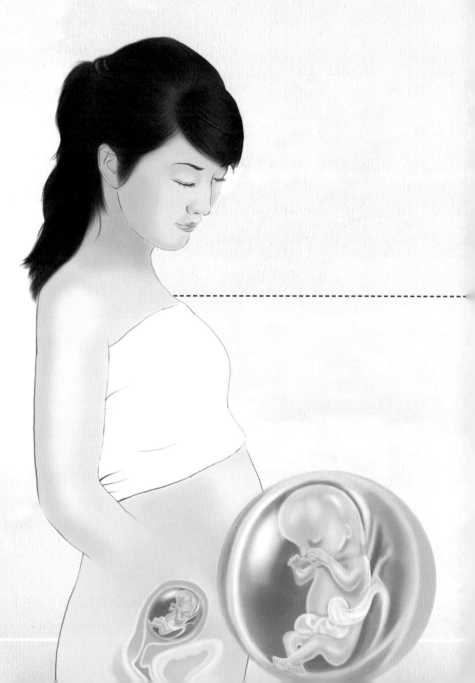

养胎瘦身这样做

从孕 4 月开始，胎宝宝进入了迅速生长发育的时期，孕妈妈的体形将从本月开始逐渐发生变化，所以为了保持一个较好的体形，也是为了增强体质，给胎宝宝提供良好的生长环境，孕妈妈要在注意饮食的同时进行适当运动。

1. 预防便秘才能做到真正的体重管理

孕 4 月，增大的子宫挤压肠道易造成便秘，便秘会增加孕妈妈的身体负担。下面几种方法可以帮助孕妈妈预防便秘，做到真正的体重管理。

（1）孕期不吃辛辣及热性的食物，如含辣椒、花椒、大料等调料的食物。

（2）每天坚持足够的室内或户外活动，活动的最佳方式之一是散步，也可做些简单的瑜伽动作。

（3）养成每天定时大便的习惯，不管有没有便意，都按时去厕所，慢慢就会养成按时大便的习惯。除了定时以外，孕妈妈一有便意应马上如厕，否则会加重便秘，引发痔疮。

（4）孕妈妈排便时最好使用坐式马桶，以减轻下腹部血液的淤滞，预防痔疮的形成。

（5）每天早上起床后，喝一杯白开水或柠檬水，有促进排便、预防便秘的功效。

体重计划
本月体重增长不宜超过 1 200 克，体重增长快的孕妈妈应减少高热量食物的摄入。

2. 适当补碘，促进胎宝宝发育

本月胎宝宝的骨骼继续发育，软骨开始形成。胎宝宝的甲状腺开始分泌甲状腺素。甲状腺素能促进人体生长发育，同时也是维持人体正常新陈代谢的主要物质。而碘是人体甲状腺素的组成成分，所以胎宝宝需要足够的碘来确保身体的发育。

补碘的食材有紫菜、海带、海蜇、蛤蜊，其中紫菜营养价值高，含碘量很高，适合孕妈妈进食。

3. 不宜过量吃水果

不少孕妈妈喜欢吃水果，甚至还把水果当蔬菜吃，有的孕妈妈为了生个健康、漂亮的宝宝，就在孕期不停吃水果，认为这样既可以充分地补充维生素，又可以使将来出生的宝宝皮肤好。其实这种观点是不科学的，因为大部分水果含糖量都比较高，过多食用易引发孕妈妈肥胖或血糖过高等问题。

养胎瘦身的明星食材

到了孕4月，孕妈妈饮食量增加，体内的脂肪也会跟着增加，所以很容易出现体重增长过快的情况。以下6种养胎瘦身的明星食材，可以让孕妈妈在控制体重的同时，保证优质蛋白质、钙、磷、钾等营养素的摄入。

莲藕（200 千焦）

莲藕富含维生素C、矿物质和膳食纤维，可促进新陈代谢，减少脂质吸收。莲藕中铁含量较高，有助于预防孕期缺铁性贫血。

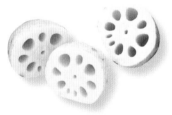

推荐食谱
莲藕橙汁
低脂肪 高膳食纤维
（见 P63）

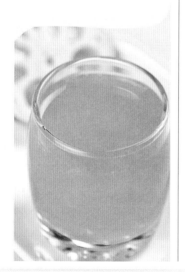

鲫鱼（452 千焦）

相比肉类，鲫鱼脂肪含量低、蛋白质含量高，肉质细嫩，更容易被人体消化吸收。鲫鱼含大量的铁、钙、磷等矿物质，可以增强孕妈妈的免疫力。鲫鱼富含蛋白质、维生素 A、B 族维生素，孕妈妈食用后有利水消肿、降血压、开胃健脾的功效。

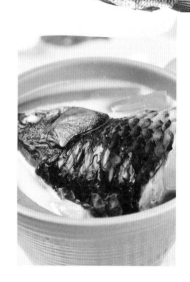

推荐食谱
鲫鱼丝瓜汤
低热量 高蛋白质
（见 P64）

牛肉（523 千焦）

牛肉富含蛋白质、氨基酸、铁、锌等矿物质，可益气补血，强健孕妈妈的身体。因脂肪含量相对较低，不会导致体重过度增加。牛肉含足够的维生素 B_6，可帮助孕妈妈增强免疫力。

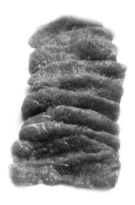

芹菜（55千焦）

芹菜味甘，具有镇静安神、健脾养胃、润肺止咳的功效，因含铁量较高，所以可预防孕妈妈缺铁性贫血。同时，芹菜富含膳食纤维，对改善孕期便秘十分有效。

白萝卜（67千焦）

白萝卜热量低，是一种很好的瘦身蔬菜。白萝卜含有的胆碱能消积化滞，促进脂肪的分解，改善便秘现象。白萝卜富含维生素C和微量元素，可提高身体免疫力。

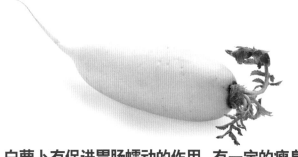

白萝卜有促进胃肠蠕动的作用，有一定的瘦身功效。

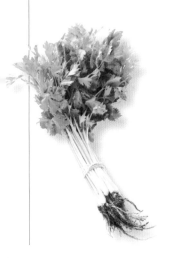

豆角（144千焦）

豆角含有较多的优质蛋白和不饱和脂肪酸，其中矿物质和膳食纤维含量也极高，有化湿补脾的功效。豆角热量较低，是可以帮助孕妈妈控制体重的好食材。

↓26%
牛肉中的锌比植物中的锌更容易被人体吸收，吸收率高达26%。

推荐食谱
豆角肉丝炒面
低热量 高膳食纤维
（见P67）

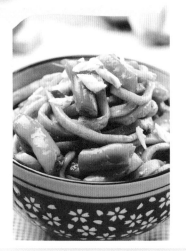

孕4月胎宝宝发育营养需求

这个月胎宝宝的发育加速，对各种营养的需要都增加。此时孕妈妈可多补充钙、镁、碘和多种维生素，以满足胎宝宝的生长需要。

• **镁**：镁可以促进胎宝宝骨骼和肌肉发育，黄豆、南瓜中的镁元素都很丰富。

• **维生素A**：又名视黄醇，有维护细胞功能的作用，可保持皮肤、骨骼、牙齿、毛发的健康生长，还能促进胎宝宝视力和生殖器官的发育。

养胎瘦孕食谱
什锦面

原料: 面条 100 克, 鸡肉 50 克, 香菇 2 朵, 胡萝卜、青菜各 20 克, 豆腐 30 克, 鸡蛋 1 个,海带丝、香油、盐、鸡骨头各适量。

做法:

1. 鸡骨头熬汤;胡萝卜洗净, 切丝;香菇洗净, 切丝;豆腐切块;青菜切丝;鸡蛋取蛋清。

2. 把鸡肉剁成肉末, 加入鸡蛋清后揉成鸡肉丸子, 在开水中氽熟。

3. 把面条放入熬好的汤中煮熟, 放青菜丝、香菇丝、海带丝、豆腐块、胡萝卜丝和鸡肉丸子煮熟, 最后放盐、香油即可。

营养功效: 什锦面营养均衡, 易于消化, 可为孕妈妈补充体力又不会使体重飙升。

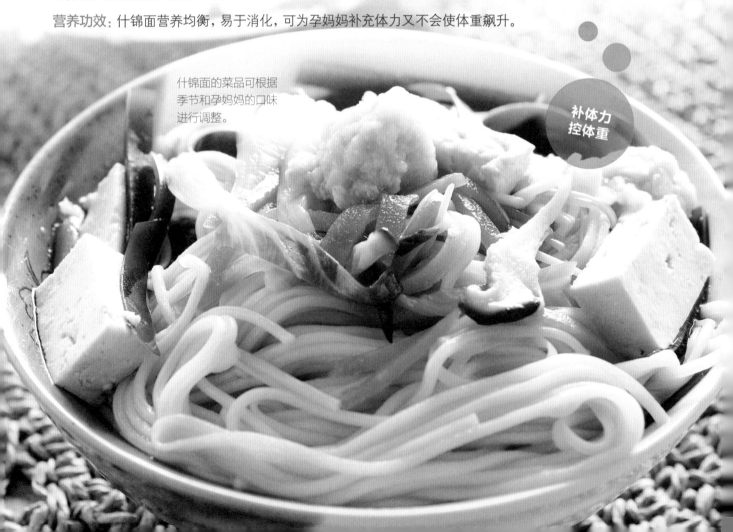

什锦面的菜品可根据季节和孕妈妈的口味进行调整。

补体力
控体重

西红柿猪骨粥

原料：西红柿100克，猪骨300克，大米100克，盐适量。

做法：

1. 猪骨剁成块；西红柿洗净，切块；大米洗净，浸泡。

2. 锅置火上，放入猪骨块和水，大火烧沸后改小火熬煮1小时。

3. 放入大米、西红柿块，继续熬煮成粥。待粥熟时，加盐调味即可。

营养功效：孕妈妈常喝西红柿猪骨粥可预防胎宝宝患软骨病。

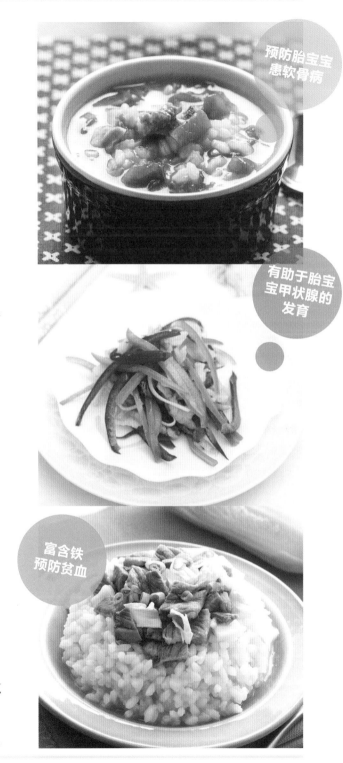

预防胎宝宝患软骨病

有助于胎宝宝甲状腺的发育

富含铁预防贫血

海蜇拌双椒

原料：海蜇皮1张，青椒、红椒各20克，姜丝、盐、白糖、香油各适量。

做法：

1. 海蜇皮洗净、切丝，温水浸泡后沥干；青椒、红椒分别洗净、切丝备用。

2. 青椒丝、红椒丝拌入海蜇丝，加姜丝、盐、白糖、香油拌匀即可。

营养功效：海蜇富含碘，有助于胎宝宝甲状腺的健康发育。

牛肉饭

原料：牛肉、大米、菜心各100克，葱花、盐、酱油、料酒各适量。

做法：

1. 牛肉洗净切片，用盐、酱油、料酒腌制；菜心洗净，焯烫；大米淘洗干净。

2. 大米放入煲中，加适量水，大火煮饭，待饭将熟时，调成微火，放入牛肉片继续煮，牛肉熟后加菜心，撒上葱花即可。

营养功效：牛肉富含铁、蛋白质等营养成分有助于增强体力。

蜂蜜芒果橙汁

原料：芒果半个，橙子1个，蜂蜜适量。

做法：

1. 将芒果沿芒果核切开，去核，用水果刀在果肉上划若干交叉线，抓住两端翻面，取出芒果果肉块。

2. 将橙子切块，与芒果肉块一同放入榨汁机中，加入150毫升纯净水，搅拌30秒左右。

3. 搅拌完毕后，加入蜂蜜即可。

营养功效：蜂蜜芒果橙汁含有丰富的 β - 胡萝卜素、维生素 C 等营养成分，孕妈妈常喝有护肤的作用。

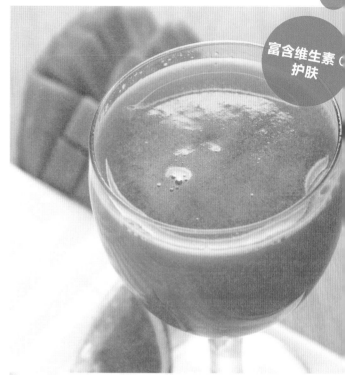

富含维生素 C 护肤

五香鲤鱼

原料：鲤鱼1条，盐、白糖、料酒、酱油、葱丝、姜片、醋、香菜叶各适量。

做法：

1. 鲤鱼处理干净，切块，用姜片、葱丝、盐、醋、酱油、料酒腌30分钟。

2. 油锅烧热，将鱼块炸至金黄色捞出。

3. 底油烧热，放葱丝、姜片煸炒，依次加酱油、料酒、醋、盐、白糖，最后放入鱼块、水，小火炖熟，撒上香菜叶即可。

营养功效：孕妈妈常吃这道菜可以补充钙质，利于胎宝宝骨骼发育。

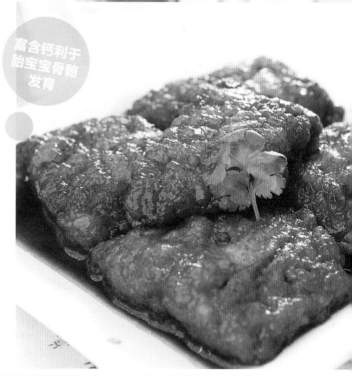

富含钙利于胎宝宝骨骼发育

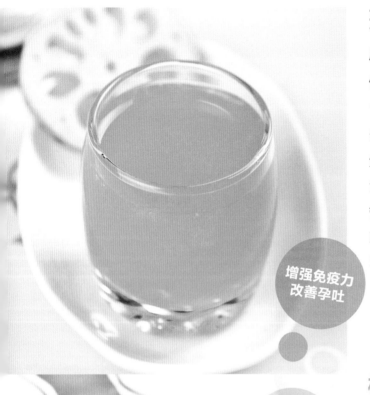

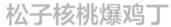
增强免疫力
改善孕吐

莲藕橙汁

原料: 莲藕 100 克, 橙子 1 个。

做法:

1. 莲藕洗净后削皮, 切小块; 橙子切开, 去皮后剥成瓣, 去籽。

2. 将莲藕块、橙子瓣放入榨汁机中, 加适量温开水, 榨汁即可。

营养功效: 莲藕橙汁营养健康, 不会使孕妈妈增重。莲藕含有丰富的维生素、矿物质和膳食纤维, 尤其是维生素 C 的含量较高, 可以帮助孕妈妈增强免疫力。

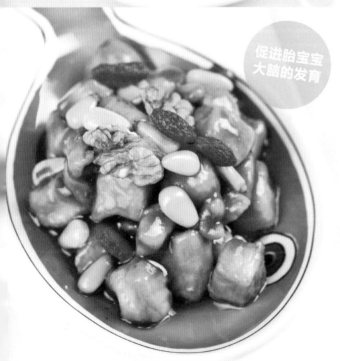

促进胎宝宝
大脑的发育

松子核桃爆鸡丁

原料: 鸡肉100克, 松仁15克, 核桃仁30克, 鸡蛋1个(取蛋清), 姜末、葱末、盐、酱油、料酒、水淀粉、鸡汤、枸杞子各适量。

做法:

1. 将鸡肉洗净, 切丁, 用鸡蛋清、水淀粉抓匀, 将鸡丁炒熟, 沥油; 核桃仁、松仁分别炒熟; 将所有调料和鸡汤调成汁。

2. 油锅置火上, 放调料汁, 倒入鸡丁、核桃仁、松仁、枸杞子翻炒均匀即可。

营养功效: 松子与核桃对胎宝宝大脑的发育有较好的促进作用。

鲫鱼丝瓜汤

原料：鲫鱼 1 条，丝瓜 100 克，姜片、盐各适量。

做法：

1. 将鲫鱼去鳞、去鳃、去内脏，洗净，切小块；丝瓜去皮，洗净，切长条。

2. 锅中放入清水，把丝瓜段和鲫鱼块一起放入锅中，再放入姜片，先用大火煮沸，后改用小火慢炖至鱼熟，加盐调味即可。

营养功效：鲫鱼丝瓜汤可为胎宝宝神经元的形成和发育提供营养，其中丝瓜含植物蛋白、维生素 C、膳食纤维，孕妈妈食用后有润肤、控制体重的功效。

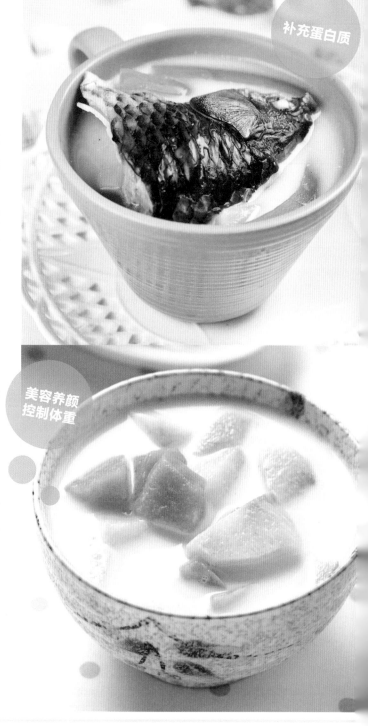

补充蛋白质

美容养颜
控制体重

鲜奶炖木瓜雪梨

原料：牛奶 250 毫升，梨 1 个，木瓜 1 个，鲜牛奶、蜂蜜适量。

做法：

1. 将梨、木瓜分别用水洗净，去皮，去核（瓤），切块。

2. 梨块、木瓜块放入炖盅内，加入鲜牛奶和适量水，盖好盖子，用大火烧开后，改用小火炖至梨块、木瓜块软烂，加入蜂蜜调味即可。

营养功效：鲜奶炖木瓜雪梨是孕妈妈补充 β - 胡萝卜素、蛋白质和维生素的较好选择，孕妈妈常吃既能增强免疫力，又能美容养颜、控制体重，对胎宝宝的健康发育也很有益。

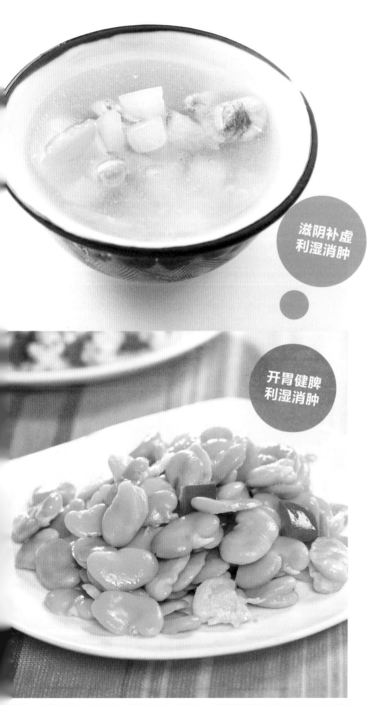

鸭肉冬瓜汤

原料：鸭子 1 只，冬瓜 100 克，姜片、盐各适量。

做法：

1. 鸭子去内脏，处理干净，斩块；冬瓜洗净，去籽、去皮切小块。

2. 鸭肉块放入沸水中汆烫，捞出，冲去血沫，放入汤煲内，加水用大火煮开。

3. 汤煲内放入姜片，转小火煲 90 分钟，关火前 10 分钟倒入冬瓜块，煮软，最后加盐调味即可。

营养功效：鸭肉富含蛋白质、铁、钾等多种营养素，有滋阴补虚的功效；冬瓜有利湿消肿之效，二者搭配，非常适合孕妈妈食用。

**滋阴补虚
利湿消肿**

**开胃健脾
利湿消肿**

清炒蚕豆

原料：鲜蚕豆 300 克，盐、红椒丁各适量。

做法：

1. 蚕豆洗净，备用。

2. 将油锅烧至八分热，放一些红椒丁，然后将蚕豆放入锅中翻炒，炒时火候要大，使蚕豆充分受热。

3. 加水焖煮，一般来说，水量需与蚕豆持平。

4. 蚕豆表皮裂开后加盐即可，盐量比炒蔬菜略多些。

营养功效：清炒蚕豆美味不增重。蚕豆营养丰富，植物蛋白含量丰富，还含有多种有益人体的营养素。

虾仁娃娃菜

原料：娃娃菜 1 棵，虾仁 50 克，清汤、盐各适量。

做法：

1. 娃娃菜洗净，切段，焯水过凉；虾仁洗净，备用。

2. 锅内倒入适量清汤，大火烧开后放入娃娃菜，开锅后加入虾仁，大火滚煮至熟，加入适量盐即可。

营养功效：虾仁含丰富的优质蛋白质、维生素 A、维生素 B_1、维生素 B_2，有利于胎宝宝此阶段各个器官的快速发育。

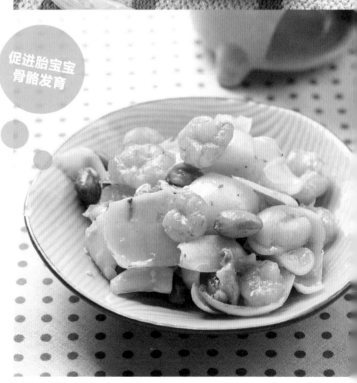

热量低
不易增重

促进胎宝宝
骨骼发育

开心果百合虾

原料：虾仁 250 克，鲜百合 50 克，开心果仁 40 克，蛋清半个，姜片、蒜片、水淀粉、盐各适量。

做法：

1. 虾仁中加水淀粉、盐、蛋清腌制 5 分钟；鲜百合掰瓣、洗净，入沸水焯烫。

2. 油锅烧热，爆香姜片、蒜片，放入虾仁；翻炒均匀后，放入鲜百合，可以适量地淋入水淀粉，调入半勺盐，最后撒上剥去皮的开心果仁即可。

营养功效：开心果百合虾营养美味，颜色搭配上也很好看，可以提高孕妈妈的食欲，同时可以促进胎宝宝骨骼发育。

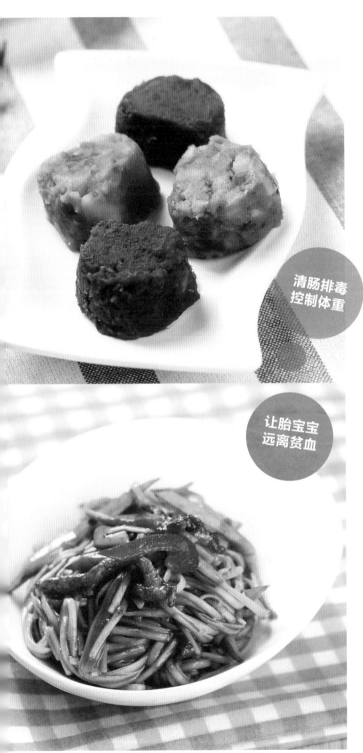

紫薯山药球

原料：紫薯、山药各 100 克，炼奶适量。

做法：

1. 将紫薯、山药分别洗净，去皮，蒸熟后压成泥。

2. 在山药泥中混入适量蒸紫薯的水，然后和紫薯泥一起拌入炼奶混合均匀。

3. 用模具定型即可。

营养功效：山药含有氨基酸、维生素 C 及钙、磷、碘等多种营养素，能满足胎宝宝身体发育所需；紫薯中的膳食纤维含量高，孕妈妈食用后有清肠排毒、控制体重的功效。

清肠排毒控制体重

让胎宝宝远离贫血

豆角肉丝炒面

原料：猪瘦肉丝 80 克，面条 150 克，豆角 80 克，红椒丝、盐、香油、酱油、淀粉、葱花各适量。

做法：

1. 将豆角择洗干净，切段；面条放入开水中煮到九成熟，捞出，拌上香油放凉；猪瘦肉丝加盐、淀粉腌 10 分钟。

2. 油锅烧热，放猪瘦肉丝翻炒至变色后盛出。

3. 爆香葱花，放豆角段翻炒，炒至变软，倒入猪瘦肉丝、面条、红椒丝炒散，加盐、香油、酱油调味即可。

营养功效：豆角肉丝炒面营养美味，可以让孕妈妈和胎宝宝远离贫血。

香菇荞麦粥

原料：大米 200 克，荞麦 50 克，干香菇 2 朵。

做法：

1. 干香菇泡发，切成细丝。

2. 大米和荞麦淘洗干净，放入锅中，加适量水，开大火煮沸。

3. 沸腾后放入香菇丝，转小火，慢慢熬制成粥。

营养功效：荞麦能增强饱腹感，而且热量较低，孕妈妈经常食用也不用担心会长胖；香菇中含有维生素 D，可以增强人体抵抗力。

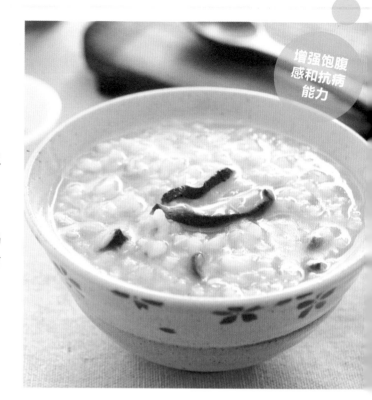

增强饱腹感和抗病能力

紫甘蓝什锦沙拉

原料：紫甘蓝 2 片，黄瓜半根，西红柿 1 个，芦笋 2 根，沙拉酱适量。

做法：

1. 将紫甘蓝、黄瓜、西红柿、芦笋分别洗净，黄瓜、西红柿切小块，紫甘蓝切丝，芦笋切段。

2. 芦笋段在开水中略微焯烫，捞出后浸入凉开水中。

3. 将紫甘蓝丝、黄瓜块、西红柿块、芦笋段码盘，挤上沙拉酱，拌匀即可。

营养功效：紫甘蓝什锦沙拉食材丰富，含有丰富的叶酸和多种维生素，并且凉拌生吃能更好地保存营养，非常适合需要补充维生素的孕妈妈食用。

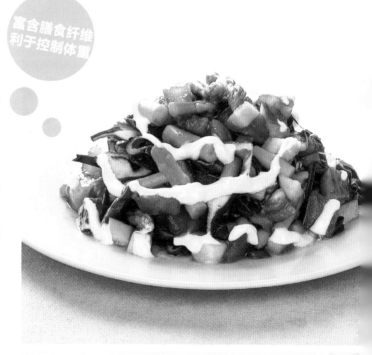

富含膳食纤维利于控制体重

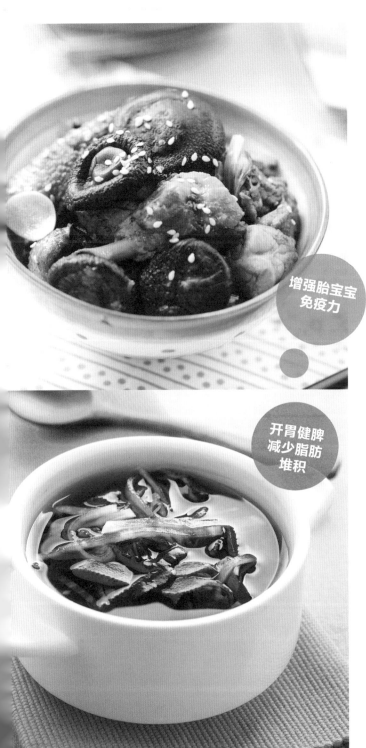

增强胎宝宝
免疫力

开胃健脾
减少脂肪
堆积

香菇炖鸡

原料：干香菇 4 朵，鸡 1 只，熟白芝麻、盐、高汤、葱段、姜片、料酒各适量。

做法：

1. 将干香菇用温水泡发洗净；鸡去内脏洗净，剁块，放入沸水中氽一下，捞出洗净。

2. 锅内放入高汤和鸡肉块，用大火烧开，撇去浮沫，加入料酒、盐、葱段、姜片、香菇，用中火炖至鸡肉熟烂，撒入熟白芝麻点缀即可。

营养功效：香菇味道鲜美，高蛋白、低脂肪，含有丰富的 B 族维生素和钾、铁等营养素，与营养丰富的鸡肉搭配，可以增强孕妈妈和胎宝宝的免疫力。

白萝卜海带汤

原料：海带 50 克，白萝卜 100 克，盐适量。

做法：

1. 海带洗净，切丝；白萝卜洗净，切丝。

2. 将海带丝、白萝卜丝放入锅中，加适量清水，煮至海带熟透。

3. 出锅时加入盐调味即可。

营养功效：白萝卜是很好的保健食品，有消食化滞、开胃健脾、清热生津的功效；海带富含矿物质，孕妈妈经常食用有利于钙的吸收，并且还能减少脂肪在体内的积存。

孕5月

长胎不长肉这样做

　　本月，孕妈妈要及时补铁，防止出现缺铁性贫血。体重管理需要继续坚持，贯穿整个孕期，持之以恒才能有效果。

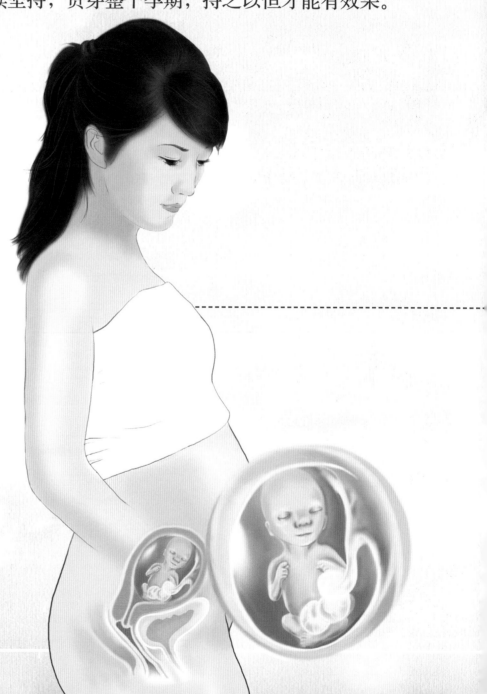

养胎瘦身这样做

孕 5 月，孕妈妈体内的基础代谢增加，子宫、乳房、胎盘迅速发育，也是胎宝宝骨骼和牙齿发育的关键期。所以孕妈妈要注意合理饮食和适度运动，满足自身和胎宝宝对蛋白质、维生素、钙、铁等营养素的需要。

1. 孕中期及时补铁

孕中期如果铁摄入量不足，不但孕妈妈容易患缺铁性贫血，引发妊娠并发症，还会影响胎宝宝的生长发育。因此，孕妈妈从孕中期开始就要多吃下面这些富含铁元素的食物。

樱桃：樱桃含铁量高，常食可满足人体对铁的需求，促进血红蛋白合成，防止缺铁性贫血。

猪肝：猪肝含有丰富的铁、磷，是常见的补血食物，食用猪肝可调节和改善造血系统的生理功能。猪肝中蛋白质、卵磷脂和微量元素含量丰富，有利于胎宝宝的发育。

鸭血：动物血通常被制成血豆腐，是理想的补血佳品之一。鸭血中含铁量较高，而且以血红素铁的形式存在，容易被人体吸收利用，可以防治缺铁性贫血。

2. 控制体重从调节每餐饮食比例开始

糖类、蛋白质、脂肪是维持人体机能正常运作的必要营养素，孕妈妈在怀孕期间要注意摄取这三类营养素。从本月开始，孕妈妈的体重很容易飙升，这时要注意适当增加蛋白质的摄入，减少糖类和脂肪的摄入，每日食用约 500 克主食，搭配 450 克蔬菜、150 克肉类、100 克水果是较为合适的。此外，孕妈妈还应补充足量的维生素和微量元素。

3. 要瘦身，晚餐不宜这样吃

晚餐吃得科学很重要，所以孕妈妈要注意以下三个方面。

晚餐不宜过迟：如果晚餐时间与上床休息时间间隔太近，不但会造成脂肪堆积，加重胃肠道的负担，还会导致孕妈妈难以入睡。

晚餐不宜进食过多：晚上吃太多，易出现消化不良及胃痛等现象，热量也不容易消耗，久而久之就会让孕妈妈的体重快速上升。

不宜吃太多肉蛋类食物：在晚餐进食大量蛋、肉、鱼，而活动量又很小的情况下，多余的营养就会转化为脂肪储存起来，使孕妈妈越来越胖，还会导致胎宝宝营养过剩。

> **体重计划**
> 本月体重增加 1 000~1 500 克即可，体重增长快的孕妈妈每天进行低强度运动。

养胎瘦身的明星食材

本月，孕妈妈需要将更多的精力放到增加营养上，食物花样要不断变换，还要格外注意控制体重的增长，避免出现超重的情况。以下食材热量不高，但营养丰富，有利于孕妈妈控制体重。

西红柿（62 千焦）

西红柿被人们称为"蔬菜中的水果"，酸酸甜甜的口感有助于改善孕妈妈的食欲。同时西红柿里的柠檬酸与番茄红素能够加快身体代谢、抑制脂肪堆积，孕妈妈不用担心会长胖。

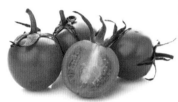

推荐食谱
芦笋西红柿
低热量 高维生素 E
（见 P83）

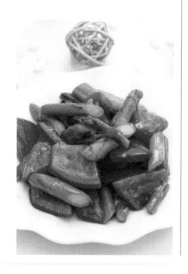

柚子（177 千焦）

研究发现，柚子中含有非常丰富的维生素 C 以及类胰岛素等成分，有预防妊娠糖尿病的作用。柚子里面还含有大量的维生素 P、胡萝卜素，孕期食用可健胃、润肺，还可以改善皮肤。而且柚子热量低，有利于孕期体重控制。

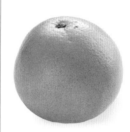

推荐食谱
苹果蜜柚橘子汁
低热量 高维生素 C
（见 P77）

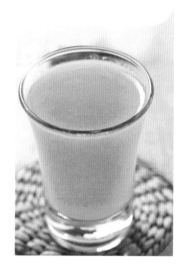

牛奶（226 千焦）

牛奶营养丰富，含有钙、维生素 A、铁、磷、钾等营养素。在促进胎宝宝骨骼发育的同时，还可以预防孕妈妈发生腿部抽筋，增强人体免疫力。

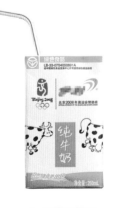

西葫芦 (79 千焦)

清新爽口的西葫芦富含 B 族维生素、维生素 C、维生素 A，有清热利尿、除烦止渴、润泽肌肤的功效，对孕妈妈孕期尿频有一定的缓解作用。而且西葫芦热量低，做法多样，想要控制体重的孕妈妈可经常食用。

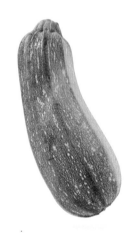

彩椒 (109 千焦)

彩椒颜色多样，营养价值丰富。味道不辣或微辣，且热量较低，不仅可以熟吃，也非常适合生吃，和其他蔬菜拌食，营养又有助于控制体重。而且彩椒富含维生素 C，是天然的抗氧化剂。

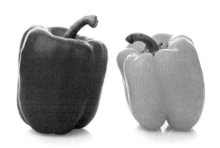

彩椒主要营养素包括碳水化合物、胡萝卜素、蛋白质，孕妈妈食用有助于胎宝宝健康发育。

蛤蜊 (260 千焦)

蛤蜊富含钙和磷，可以强健孕妈妈的骨骼，并有利于胎宝宝骨骼的生长发育。蛤蜊中铁元素也比较丰富，孕妈妈常吃，能使脸色红润、有光泽，预防孕期缺铁性贫血。

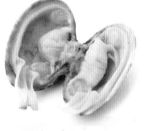

推荐食谱
蛤蜊白菜汤
低脂肪 高微量元素
（见 P81）

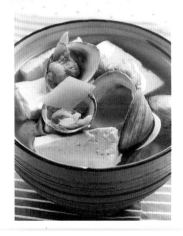

40%

牛奶中含有丰富的钙，并且其吸收率高达 40%，远超其他补钙方式，孕妈妈可每天喝一杯牛奶。

孕 5 月胎宝宝发育营养需求

本月是胎宝宝骨骼和牙齿发育的关键期，除了要保证蛋白质、维生素、碳水化合物、矿物质的充分供给外，还要特别注意补充富含钙的食物。

• **钙：**钙是胎宝宝骨骼和牙齿发育的重要元素，如果缺乏，胎宝宝易发生骨骼病变、生长迟缓以及佝偻病、新生儿脊髓炎等。补钙要遵守适度原则，建议孕妈妈每天早、晚喝牛奶各 250 毫升。此外，还应多吃鱼、虾等食物。

养胎瘦孕食谱

玉米面发糕

原料：面粉、玉米面各 100 克，红枣、酵母粉、白糖各适量。

做法：

1. 将面粉、玉米面、白糖混合均匀；酵母粉溶于温水后倒入面粉中，揉成均匀的面团；红枣洗净，加水煮 10 分钟。

2. 将面团放入蛋糕模具中，放温暖处饧发至 2 倍大。

3. 将煮好的红枣嵌入发好的面团表面，入蒸锅。

4. 开大火，蒸 20 分钟，立即取出，取下模具，切成块即可。

营养功效：玉米面发糕既营养又不会让孕妈妈增重太多。

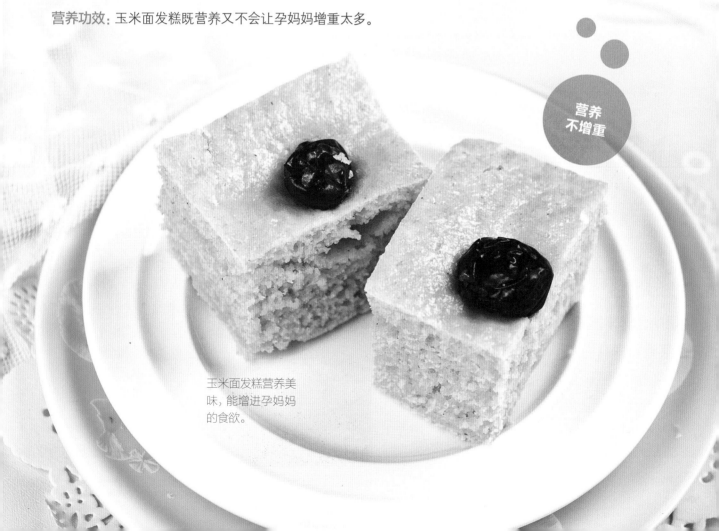

营养
不增重

玉米面发糕营养美
味，能增进孕妈妈
的食欲。

西葫芦鸡蛋饼

原料：西葫芦 250 克，面粉 150 克，鸡蛋 3 个，盐适量。

做法：

1. 鸡蛋打散，加盐调味；西葫芦洗净，切丝。

2. 将西葫芦丝和面粉放入蛋液中，搅拌均匀成面糊。如果面糊稀了就加适量面粉，如果稠了就加蛋液。

3. 油锅烧热，倒入面糊，煎至两面金黄即可。

营养功效：西葫芦与鸡蛋搭配有增强免疫力的功效。

三丁豆腐羹

原料：豆腐 200 克，鸡胸肉、西红柿、豌豆各 50 克，盐、香油各适量。

做法：

1. 豆腐切成块，在开水中煮 1 分钟；将鸡胸肉洗净，切丁；西红柿洗净、去皮，切丁。

2. 将豆腐块、鸡胸肉丁、西红柿丁、豌豆放入锅中，大火煮沸后，转小火煮 20 分钟，出锅时加入盐、淋上香油即可。

营养功效：三丁豆腐羹有助于胎宝宝骨骼、牙齿和大脑的发育。

五仁大米粥

原料：大米 30 克，碎核桃仁、碎松子仁、碎花生、葵花子仁、冰糖各适量。

做法：

1. 大米煮成稀粥。

2. 加入碎核桃仁、碎松子仁、碎花生、葵花子仁、冰糖，煮 10 分钟即可。

营养功效：此粥对预防贫血、增强记忆力都有好处。

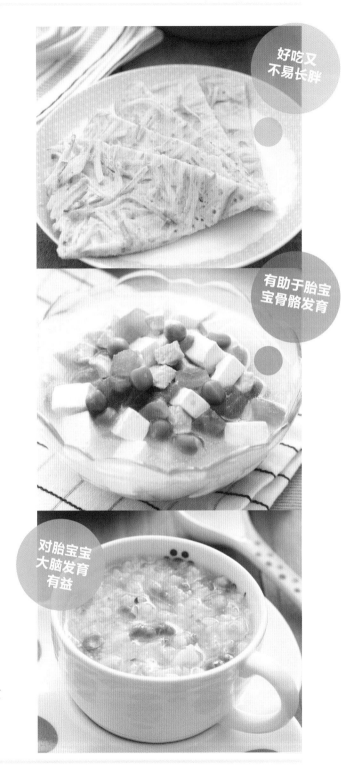

好吃又不易长胖

有助于胎宝宝骨骼发育

对胎宝宝大脑发育有益

冬瓜鲜虾卷

原料：冬瓜 200 克，虾 5 只，火腿、胡萝卜各半根，香菇 4 朵，芹菜 50 克，盐、白糖各适量。

做法：

1. 冬瓜去皮、去瓤，洗净，切薄片；虾洗净，去虾线，剁成蓉；火腿、香菇、芹菜、胡萝卜分别洗净，切条。

2. 冬瓜片用开水烫软，将胡萝卜条、芹菜条、香菇条分别烫熟。

3. 将全部材料拌入盐、白糖，包入冬瓜片内，刷油，上锅蒸熟即可。

营养功效：此菜有助于胎宝宝大脑发育。

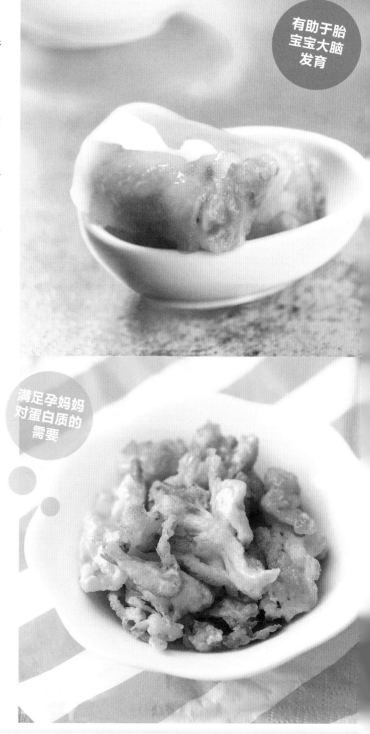

有助于胎宝宝大脑发育

虾仁滑蛋

原料：虾仁 10 只，鸡蛋 2 个，淀粉、料酒、盐各适量。

做法：

1. 虾仁去壳、去虾线，洗净。

2. 将虾仁用 1 个蛋清、淀粉、盐、料酒抓匀，腌制片刻。

3. 油锅烧热，倒入虾仁快速滑散，翻炒。

4. 将鸡蛋和剩余的 1 个蛋黄一同加盐打散，倒入锅中，待蛋液与虾仁一起凝固即可。

营养功效：这道菜营养丰富，味道鲜美，能满足孕妈妈对蛋白质的需要。

满足孕妈妈对蛋白质的需要

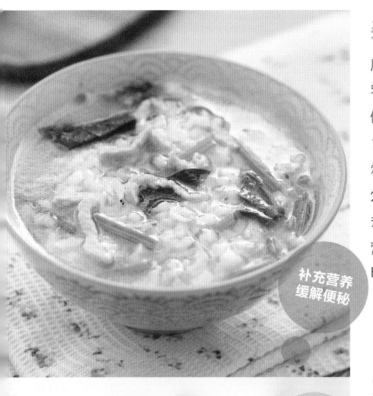

补充营养
缓解便秘

杂粮蔬菜猪瘦肉粥

原料：大米、糙米各 30 克，猪瘦肉 100 克，菠菜 20 克，虾皮、盐各适量。

做法：

1. 大米、糙米均淘洗干净，煮成粥备用；菠菜择洗干净、焯水后切段；猪瘦肉洗净，切丝。

2. 油锅烧热，倒入虾皮爆香，放入猪瘦肉丝略炒，加水煮开，放入杂粮粥和菠菜段，再煮片刻至熟后加盐即可。

营养功效：此粥不仅能够补充孕妈妈所需的维生素 E、B 族维生素，还有助于缓解孕期便秘。

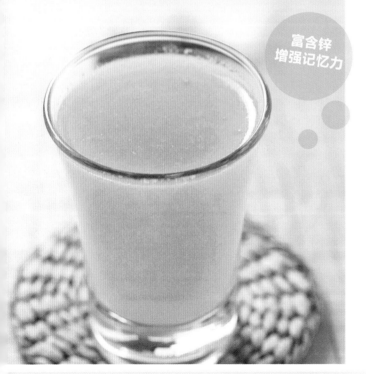

富含锌
增强记忆力

苹果蜜柚橘子汁

原料：柚子、苹果各半个，橘子 1 个，柠檬 1 片，蜂蜜适量。

做法：

1. 柚子去皮、去籽，撕去白膜，取果肉；苹果洗净，去皮、核，切块；橘子去皮、去籽，取果肉；柠檬挤汁。

2. 将上述材料全部放入榨汁机中，加入蜂蜜和温开水，搅打均匀即可。

营养功效：苹果富含锌，有增强记忆力、增强孕妈妈免疫力的功效；多种水果搭配，能生津开胃，而且丰富的维生素 C 能提高身体的免疫力。

五彩玉米羹

原料：玉米粒 50 克，鸡蛋 1 个，豌豆、菠萝丁各 20 克，冰糖、枸杞子、水淀粉各适量。

做法：

1. 将玉米粒洗净；鸡蛋打散；豌豆、枸杞子均洗净。

2. 将玉米粒放入锅中，加清水煮至熟烂，放入菠萝丁、豌豆、枸杞子、冰糖，煮 5 分钟，加水淀粉勾芡，使羹变浓。

3. 淋入蛋液，搅拌成蛋花，烧开即可。

营养功效：五彩玉米羹颜色动人，口感香甜，美味营养，孕妈妈可以常吃，滋养身体又不会增重太多。

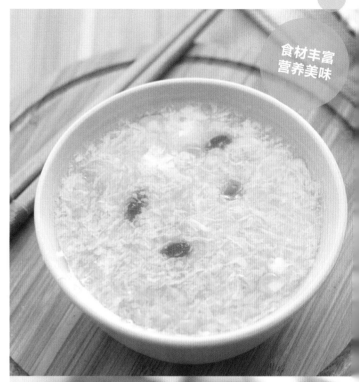

食材丰富
营养美味

东北乱炖

原料：猪排 150 克，茄子、土豆、豆角、西红柿各 40 克，盐、生抽各适量。

做法：

1. 猪排斩成段，汆水沥干；茄子、土豆、西红柿分别洗净，切块；豆角洗净，切段。

2. 将猪排段、土豆块放入油锅炒匀。

3. 依次倒入茄子块、西红柿块、豆角段翻炒，加水，大火煮沸后，转小火慢炖。

4. 加入盐和生抽，大火收汁即可。

营养功效：这道东北乱炖简单易煮，有荤有素，适合滋补用，孕妈妈可以尽情享受美味。

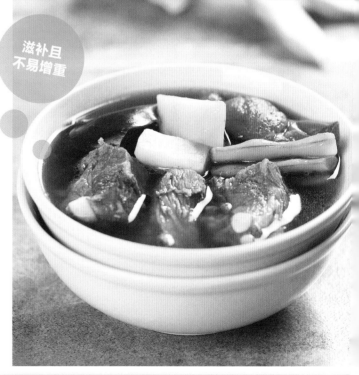

滋补且
不易增重

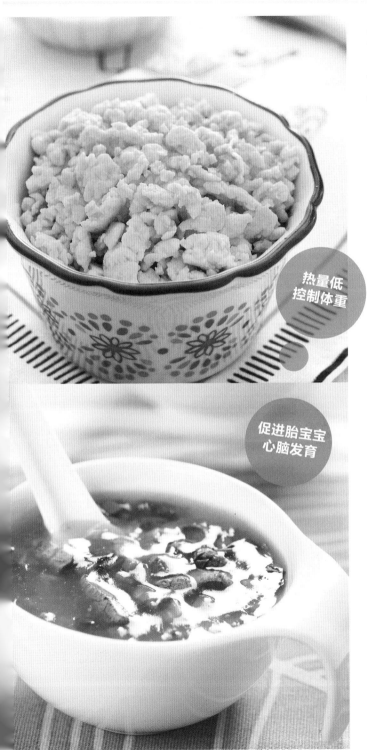

热量低
控制体重

促进胎宝宝
心脑发育

鸡蓉干贝

原料：鸡胸肉 100 克，干贝 20 克，鸡蛋、盐各适量。

做法：

1. 鸡胸肉洗净，剁成蓉；干贝洗净，放入碗内，加清水，上笼屉蒸 1.5 小时，取出后压碎。

2. 鸡蓉碗内打入鸡蛋，快速搅拌均匀，加入干贝碎、盐拌匀。

3. 油锅烧热，放入拌匀的鸡蛋液，用锅铲不断翻炒，待鸡蛋凝结成形即可。

营养功效：干贝富含钙和硒，能补充钙质，还能保证这一时期胎宝宝心脏和神经系统的发育；鸡胸肉热量低，便于孕妈妈控制体重。

三色肝末

原料：猪肝、西红柿各 100 克，胡萝卜半根，洋葱半个，菠菜 20 克，肉汤、盐各适量。

做法：

1. 将猪肝、胡萝卜分别洗净，切碎；洋葱剥去外皮，切碎；西红柿洗净，切丁；菠菜择洗干净，用开水烫过后切碎。

2. 分别将切碎的猪肝、洋葱、胡萝卜放入锅内并加入肉汤煮熟，再加入西红柿丁、菠菜碎、盐，煮熟即可。

营养功效：三色肝末清香可口，明目功效显著；洋葱可补充硒元素，促进胎宝宝心脑发育。此菜热量不高，孕妈妈食用不用担心体重会飙升。

百合莲子桂花饮

原料: 鲜百合 30 克, 莲子 50 克, 糖桂花、冰糖各适量。

做法:

1. 鲜百合轻轻掰开后用清水洗净, 尽量避免用力揉搓; 莲子用水浸泡 10 分钟后捞出。

2. 锅中加适量水, 将莲子煮 5 分钟后捞出, 去掉莲子心。

3. 莲子回锅, 再次煮开后, 加入百合瓣, 再加入冰糖、糖桂花, 至冰糖溶化即可。

营养功效: 百合莲子桂花饮含有维生素 B_1、维生素 B_2、钙等营养成分, 促进胎宝宝大脑和皮肤的发育。

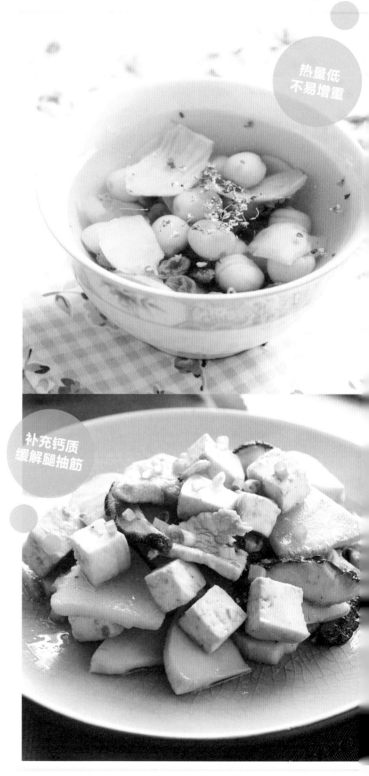

热量低
不易增重

补充钙质
缓解腿抽筋

什锦烧豆腐

原料: 虾皮 10 克, 豆腐 200 克, 笋尖 30 克, 香菇 6 朵, 鸡肉 50 克, 料酒、酱油、盐、姜末、葱花各适量。

做法:

1. 豆腐洗净, 切块; 香菇、笋尖、鸡肉分别洗净, 切片。

2. 将姜末、虾皮和香菇片煸炒出香味, 放豆腐块和鸡肉片、笋尖片, 加酱油、料酒炒匀, 加清水略煮, 放盐调味, 撒上葱花即可。

营养功效: 什锦烧豆腐食材丰富, 豆腐和虾皮含钙量较高, 可以为孕妈妈补充钙质, 预防和缓解腿抽筋; 笋尖富含膳食纤维, 可以帮助孕妈妈预防便秘。

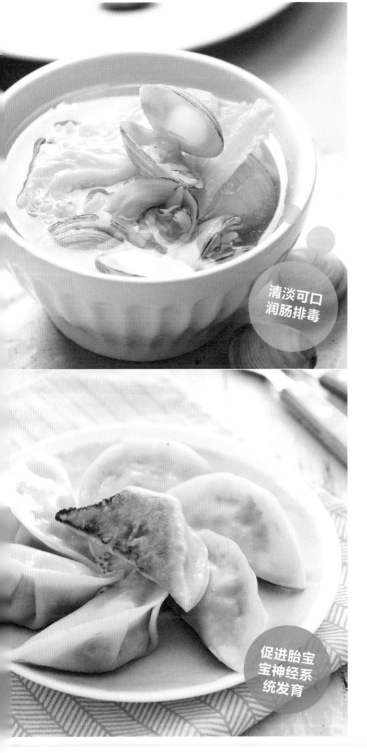

清淡可口
润肠排毒

促进胎宝
宝神经系
统发育

蛤蜊白菜汤

原料：蛤蜊 250 克，白菜 100 克，姜片、葱花、盐、香油各适量。

做法：

1. 在清水中滴入少许香油，将蛤蜊放入，让蛤蜊彻底吐净泥沙，冲洗干净，备用；白菜洗净，切块。

2. 锅中放水、盐和姜片、葱花煮沸，把蛤蜊和白菜一同放入。

3. 转中火继续煮，蛤蜊张开壳、白菜熟透后即可关火。

营养功效：蛤蜊白菜汤清淡可口，蛋白质、钾、锌含量丰富，可促进胎宝宝四肢及消化系统的发育。其中蛤蜊对孕妈妈有消水肿的功效；白菜有润肠、排毒的功效，因热量低，有助于控制体重。

小白菜煎饺

原料：小白菜 400 克，猪肉末 100 克，面粉 200 克，葱末、姜末、酱油、料酒、盐各适量。

做法：

1. 小白菜洗净，切碎，挤去水分；猪肉末加所有调料和小白菜碎拌成馅。

2. 面粉加水揉成面团后擀成面皮，面皮加馅，包成饺子。

3. 平底锅刷油，放入饺子，待饺子底部焦黄时加少许水，待熟后盛出即可。

营养功效：小白菜营养丰富而且热量很低，其中的维生素 B_1 能促进胎宝宝神经系统的发育。

田园蔬菜粥

原料：西蓝花、胡萝卜、芹菜各 30 克，大米 50 克，盐适量。

做法：

1. 西蓝花洗净，掰小朵；胡萝卜洗净，去皮，切丁；芹菜洗净，去根，去叶，切丁；大米洗净，浸泡 30 分钟。

2. 锅置火上，放入大米和适量水，大火烧开后转小火煮至大米开花，放胡萝卜丁、芹菜丁、西蓝花继续熬煮。

3. 待食材熟透，加盐调味即可。

营养功效：田园蔬菜粥可以帮助孕妈妈补充维生素和膳食纤维，有助于预防便秘、排毒瘦身。

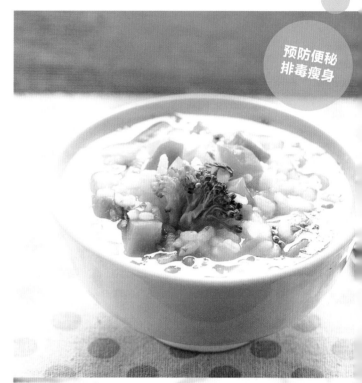

预防便秘
排毒瘦身

豆角烧荸荠

原料：豆角 200 克，荸荠 100 克，牛肉 50 克，料酒、葱姜汁、盐、高汤各适量。

做法：

1. 荸荠削去外皮，切片；豆角洗净，斜切成段；牛肉洗净，切成片，用部分料酒、葱姜汁和盐腌制。

2. 油锅烧热，放入牛肉片炒至变色，放入豆角段炒匀，放入余下的料酒、葱姜汁，加高汤烧至将熟。

3. 放入荸荠片，炒匀至熟，加适量盐调味即可。

营养功效：豆角烧荸荠是营养不增重的好菜品，豆角含较多的优质蛋白和不饱和脂肪酸，且热量较低，可避免孕妈妈体重超标。

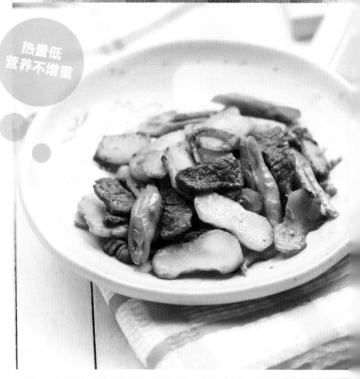

热量低
营养不增重

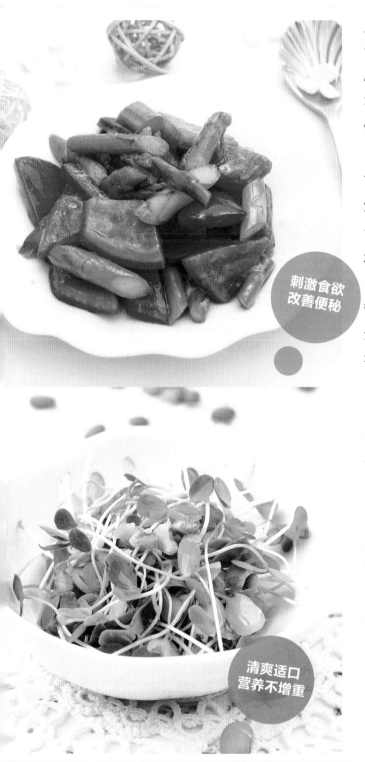

刺激食欲
改善便秘

清爽适口
营养不增重

芦笋西红柿

原料：芦笋 6 根，西红柿 1 个，盐、香油、葱末、姜片各适量。

做法：

1. 西红柿洗净，切片；芦笋去皮、洗净，焯烫后捞出，切成小段。

2. 油锅烧热，煸香葱末和姜片，放入芦笋段、西红柿片一起翻炒。

3. 翻炒至八成熟时，加适量盐、香油，翻炒均匀即可出锅。

营养功效：芦笋、西红柿富含维生素 C，能改善便秘，还能促进胎宝宝对铁的吸收，孕妈妈食用不用担心会增加太多热量。

香椿苗拌核桃仁

原料：核桃仁 20 克，香椿苗 150 克，盐、醋、香油各适量。

做法：

1. 香椿苗择好后，洗净滤干水分；核桃仁用温开水浸泡后，去皮，备用。

2. 将香椿苗、核桃仁、醋、盐和香油拌匀即可。

营养功效：香椿苗拌核桃仁清爽适口，营养不增重。核桃可以有效补充胎宝宝大脑、视网膜发育所需的 α- 亚麻酸，还可以帮助孕妈妈润肠通便。

孕6月

长胎不长肉这样做

　　孕妈妈经常进行散步等低强度的运动，有益于体重控制和改善孕期不适，如水肿、消化不良等。

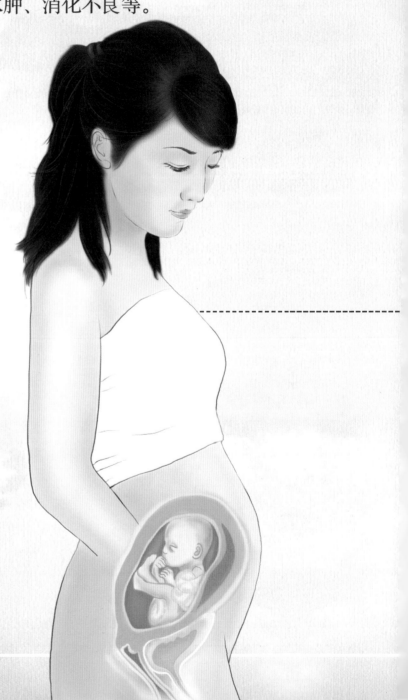

养胎瘦身这样做

孕 6 月，孕妈妈的腹部越来越大，已经是典型的孕妇体形。饮食上，孕妈妈不但要适当增加鱼、禽、蛋、肉、奶的摄入量，还要注意这些食物的均衡搭配。另外，还应多食用富含维生素 A 的食物，满足胎宝宝视觉发育所需。

1. 全麦食品有助于瘦身

建议孕妈妈吃一些全麦饼干、麦片粥、全麦面包等全麦食品。全麦食品可以让孕妈妈保持充沛的精力，因富含膳食纤维，能让孕妈妈有饱腹感，可以间接控制孕妈妈的饮食量，促进体内废物排出，以此来帮助孕妈妈达到控制体重的目的。

2. 良好的饮食习惯可以避免体重飙升

有的孕妈妈喜欢边看电视边吃零食，不知不觉吃进了大量的食物。这样容易造成营养过剩，导致脂肪堆积，使体重迅速增长。孕妈妈要注意规律饮食，控制食量且按时进餐。如果孕妈妈总感觉饿，想要吃零食，可以选择一些热量较低的蔬菜和水果，做成沙拉来吃。

3. 简单家务也是运动

孕期身体没有不适症状时，是可以适当做一些家务的。孕妈妈可以做擦抹家具、扫地、拖地等家务，但不可爬高，不可上窗台擦玻璃，更不要搬抬笨重家具。擦抹家具时，尽量不要弯腰。孕晚期更不可弯腰干活。洗衣时如果孕妈妈使用搓衣板，不要让搓衣板顶着腹部，以免胎宝宝受压；不宜使用洗衣粉，最好使用性质温和的洗衣液或皂粉，并使用温水；晾晒衣服时不要向上用力伸腰。

体重计划
本月每周体重增加不宜超过 350 克，合理饮食，讲究荤素搭配、营养均衡。

4. 补充维生素 B$_{12}$，让胎宝宝远离贫血

作为人体重要的造血原料之一，维生素 B$_{12}$ 可促进胎宝宝红细胞的发育成熟，并可维护神经系统健康。

孕妈妈每日维生素 B$_{12}$ 的推荐摄入量为 3~4 微克。维生素 B$_{12}$ 很特别，植物性食品中几乎不存在，只有紫菜和海藻中少量含有，因此偏素食的孕妈妈要改变一些饮食习惯，适当摄入牛奶、瘦肉、猪肝、鸡肝、鱼、虾等食物。

养胎瘦身的明星食材

到了孕 6 月，孕妈妈如果吃得过多或饮食过于油腻会很容易使体内脂肪蓄积，增加孕妈妈发生妊娠高血压疾病、妊娠糖尿病等疾病的风险。以下 6 种食物，既可以让孕妈妈吃得放心，又不会增加过多热量。

莴笋（62 千焦）

莴笋富含胡萝卜素、钾、铁等矿物质和膳食纤维，能够调节体内盐的平衡，预防水肿型肥胖，同时还有利于身体排毒，能有效地控制孕妈妈体重的增长。

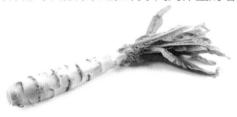

推荐食谱
莴笋猪肉粥
低热量　高膳食纤维
（见 P96）

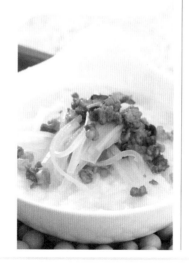

胡萝卜（133 千焦）

胡萝卜中的胡萝卜素在体内可转变为维生素 A，有助于增强机体的免疫功能，为孕育健康的胎宝宝提供良好的营养环境。胡萝卜富含叶酸和膳食纤维，可以帮助孕妈妈控制体重。

推荐食谱
菠菜胡萝卜蛋饼
低脂肪　高胡萝卜素
（见 P90）

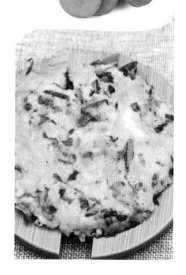

酸奶（414 千焦）

酸奶以牛奶为原料，不仅保留了牛奶的优点，某些方面的营养价值还超过牛奶。其含有的乳酸菌可减少肠道中的毒素聚集。酸奶可以润肠通便，对瘦身有一定帮助。

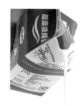

圆白菜（101 千焦）

圆白菜富含维生素C、维生素 B_1、叶酸和钾，具有防衰老、抗氧化的效果。圆白菜热量低，适合需要控制体重增长的孕妈妈食用。另外，圆白菜富含叶酸，对预防胎宝宝畸形有很好的作用。

橙子（202 千焦）

橙子有生津止咳、疏肝理气的功效。其热量低，含有天然糖分，是代替糖果、蛋糕、曲奇等甜品的很好选择，适合嗜甜又要控制体重的孕妈妈食用。

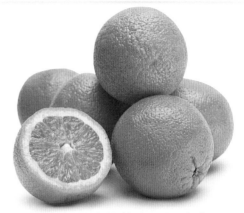

橙子主要的营养素是维生素 C、胡萝卜素、钙、钾。

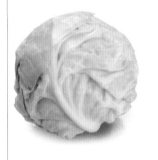

金针菇（109 千焦）

金针菇主要的营养素有胡萝卜素，又富含氨基酸和膳食纤维，对胎宝宝的大脑发育很有益。同时金针菇中的膳食纤维有助于肠胃蠕动，避免让孕妈妈体重飙升。

孕6月胎宝宝发育营养需求

这一时期孕妈妈应注意食用润肠食物，以缓解子宫增大压迫直肠所形成的便秘。同时，孕妈妈要摄入适当的铁，以保证胎宝宝生长发育所需。

• 硒：硒是维持心脏正常功能的重要元素。随着胎宝宝心脏跳动得越来越有力，孕妈妈每天需要补充50 微克硒，来保护胎宝宝心血管和大脑的发育。一般来说，2 个鸡蛋能提供15 微克的硒。需要提醒孕妈妈的是摄入过量的硒会导致中毒。

⬇35%
酸奶的吸收率约比牛奶高 35%，更能保证孕妈妈对营养的需求。

推荐食谱
丝瓜金针菇
低热量 高膳食纤维
（见 P91）

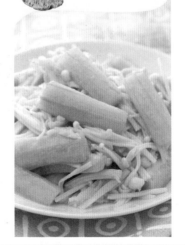

养胎瘦孕食谱
紫薯银耳松子粥

原料：紫薯 50 克，大米 30 克，松子仁 5 克，银耳 20 克，蜂蜜适量。

做法：

1. 用温水泡发银耳，撕小朵；将紫薯去皮，切成小方丁。

2. 锅中加水，将淘洗好的大米放入其中，大火烧开后，放入紫薯丁，再烧开后改小火。

3. 放入泡发的银耳。

4. 待大米开花时，撒入松子仁，稍煮片刻后关火。

5. 放温后调入蜂蜜即可。

营养功效：紫薯银耳松子粥具有润肠通便的功效，能帮助孕妈妈预防便秘。其中紫薯营养价值高，有排毒功效，可以增强孕妈妈免疫力。

润肠通便
增强免疫力

提前浸泡银耳可使粥更容易煮得软烂。

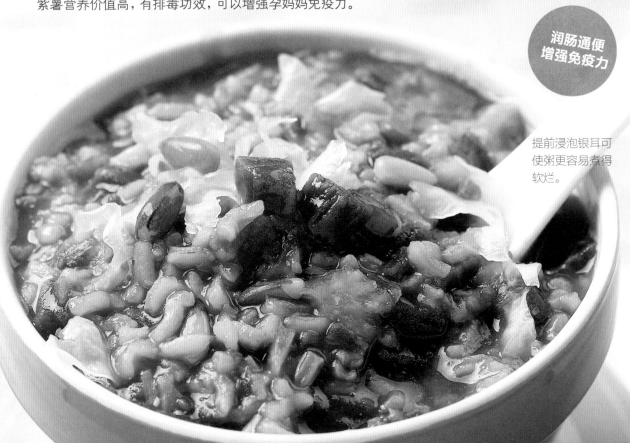

鸡肝枸杞汤

原料：鸡肝 100 克，菠菜 50 克，竹笋 2 根，枸杞子 5 克，高汤、料酒、盐、藕粉各适量。

做法：1. 将竹笋洗净、切片；菠菜择洗干净，焯水，切段；鸡肝洗净，切片。2. 在高汤内加入枸杞子、鸡肝片和笋片同煮。3. 将熟时加藕粉使之呈胶黏状，并加适量盐和料酒，最后加入菠菜段即可。

营养功效：鸡肝和枸杞子具有很好的补血功效。

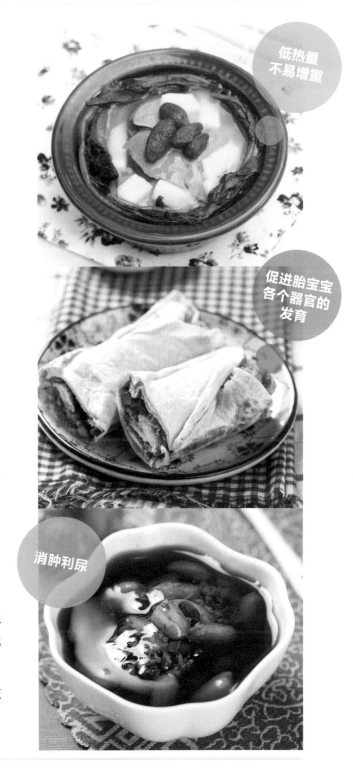

低热量
不易增重

老北京鸡肉卷

原料：面团 100 克，鸡肉条 80 克，胡萝卜丝、黄瓜条各 40 克，葱丝、蚝油、生抽、老抽、料酒、甜面酱各适量。

做法：1. 将鸡肉条用蚝油、生抽、老抽、料酒腌制 20 分钟；面团擀成薄面皮，烙熟。2. 油锅烧热，放入腌好的鸡肉条，炒熟盛出。3. 饼上摆鸡肉条、胡萝卜丝、黄瓜条、葱丝、甜面酱，卷起。

营养功效：富含蛋白质的鸡肉配上脆爽的黄瓜、胡萝卜、生菜，营养丰富均衡，可以促进胎宝宝器官的发育。

促进胎宝宝
各个器官的
发育

红豆花生汤

原料：红豆、花生各 50 克，糖桂花 5 克。

做法：1. 将红豆与花生清洗干净，并用水泡 2 小时。2. 将泡好的红豆与花生连同水一并放入锅内，开大火煮沸。3. 煮沸后改用小火煲 1 小时。4. 出锅时放入糖桂花即可。

营养功效：孕中晚期，孕妈妈容易产生水肿，喝一碗红豆花生汤有很好的利尿作用，有利于消除水肿。

消肿利尿

猪肝烩饭

原料：米饭 200 克，猪肝 100 克，猪瘦肉 100 克，胡萝卜半根，洋葱半个，蒜末、水淀粉、盐、白糖、酱油、料酒各适量。

做法：

1. 猪瘦肉、猪肝洗净，切片，调入酱油、料酒、白糖、盐、水淀粉腌 10 分钟；洋葱、胡萝卜洗净，切成片。

2. 锅中放油，下蒜末煸香，放入猪肝片、猪瘦肉片略炒。

3. 依次放入洋葱片、胡萝卜片和盐、酱油，炒熟后用水淀粉勾芡，淋在米饭上即可。

营养功效：猪肝养血补肝、明目，搭配胡萝卜、洋葱，营养更均衡。

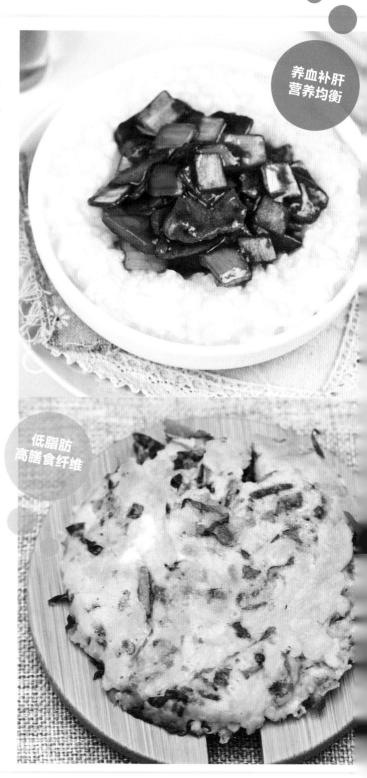

养血补肝
营养均衡

低脂肪
高膳食纤维

菠菜胡萝卜蛋饼

原料：胡萝卜半根，面粉 100 克，菠菜 50 克，鸡蛋 1 个，盐适量。

做法：

1. 胡萝卜切丝，菠菜用热水烫一下切段。

2. 将菠菜段、胡萝卜丝和面粉放在盆中，加入盐、鸡蛋，添水搅拌成糊状。

3. 平底锅放油，将面糊倒入，小火慢煎，两面翻烙，直到面饼熟至金黄色即可。

营养功效：菠菜胡萝卜蛋饼美味不增重，孕妈妈可常食。菠菜、胡萝卜中都富含胡萝卜素；鸡蛋中富含钙、磷、蛋白质等，是孕妈妈不可忽视的"营养宝库"。

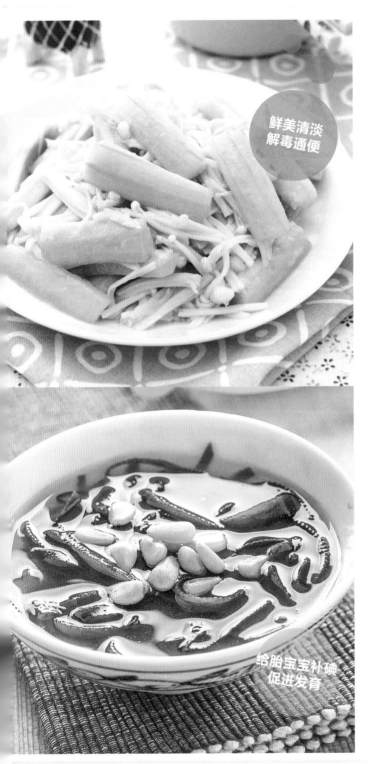

鲜美清淡
解毒通便

给胎宝宝补碘
促进发育

丝瓜金针菇

原料：丝瓜 150 克，金针菇 100 克，水淀粉、盐各适量。

做法：

1. 丝瓜洗净，去皮，切段，加少许盐腌一下；金针菇洗净，放入开水中焯一下，迅速捞出并沥干水分。

2. 油锅烧热，放入丝瓜段，快速翻炒几下。

3. 放入金针菇同炒，加盐调味，出锅前加水淀粉勾芡。

营养功效：丝瓜金针菇味道鲜美，颜色清淡宜人，增强孕妈妈食欲的同时，还有清热解毒、通便的作用，而且此菜品的热量低，不会使孕妈妈增加过多脂肪。

松仁海带汤

原料：松仁 15 克，海带 100 克，鸡汤、盐各适量。

做法：

1. 松仁洗净；海带洗净，切成段。

2. 锅中放入鸡汤，将松仁、海带段加入汤内，用小火煨熟，加盐调味即可。

营养功效：海带含碘很高，热量很低，能为胎宝宝提供所需的碘，搭配蛋白质和不饱和脂肪酸含量高的松仁，营养更均衡，可促进胎宝宝的发育。

花生排骨粥

原料：大米 50 克，排骨 200 克，花生 20 克，盐、香油、香菜末各适量。

做法：

1. 大米洗净，泡 2 小时；排骨斩块，氽水沥干。

2. 汤锅置于火上，放足量的水，放入大米、排骨块、花生，大火烧开后改用小火煮 1 小时。

3. 煮至米烂成粥，排骨酥软，加入盐，搅拌均匀。

4. 食用时淋上香油，撒上香菜末即可。

营养功效：排骨能提供充足的能量，与花生同煮，还能补充钙和维生素 E，孕妈妈食用后可以滋润皮肤。

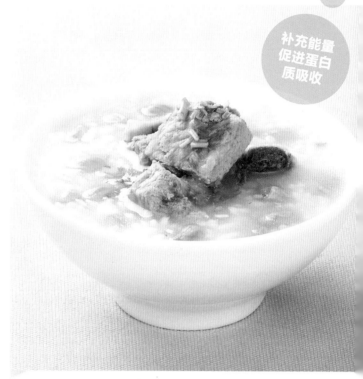

补充能量
促进蛋白
质吸收

烤鱼青菜饭团

原料：米饭 100 克，熟鳗鱼肉（鳗鱼肉用烤箱烤制而成）150 克，青菜叶 50 克，盐适量。

做法：

1. 将熟鳗鱼肉用盐抹匀，切末；青菜叶洗净，切丝。

2. 青菜丝、熟鳗鱼肉末拌入米饭中。

3. 取适量米饭，根据喜好捏成各种形状的饭团。

4. 平底锅放适量油烧热，将捏好的饭团稍煎即可。

营养功效：烤鱼青菜饭团富含蛋白质、脂肪、钙、磷等营养素，是孕妈妈长胎不长肉的美味佳肴。

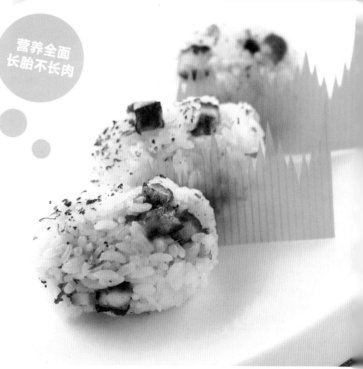

营养全面
长胎不长肉

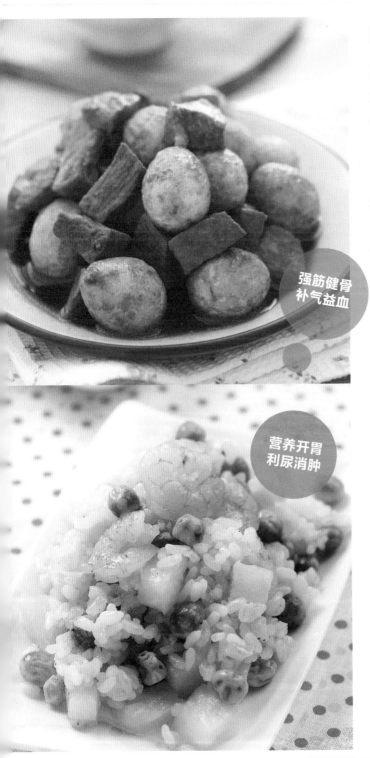

强筋健骨
补气益血

营养开胃
利尿消肿

鹌鹑蛋烧肉

原料：鹌鹑蛋 15 个，猪瘦肉 200 克，酱油、白糖、盐各适量。

做法：

1. 猪瘦肉汆水后洗净，切块；鹌鹑蛋煮熟剥壳，入油锅中炸至金黄，捞出。

2. 再起油锅将肉炒至变色，加酱油、白糖、盐调味，加清水，待汤汁烧至一半时，加入鹌鹑蛋，大火收汁即可。

营养功效：鹌鹑蛋有"卵中佳品"之称，含有丰富的卵磷脂、蛋白质，对孕妈妈有强筋健骨、补气益血的功效；猪瘦肉可以预防孕妈妈贫血，同时也有滋补功效。

菠萝虾仁烩饭

原料：虾仁 100 克，豌豆 50 克，米饭 200 克，菠萝半个，蒜末、盐、香油各适量。

做法：

1. 虾仁洗净；菠萝取果肉切小丁；豌豆洗净，入沸水焯烫。

2. 油锅烧热，爆香蒜末，加入虾仁炒至八成熟，加豌豆、米饭、菠萝丁快炒至饭粒散开，加盐、香油调味即可。

营养功效：菠萝虾仁烩饭营养又开胃，其中菠萝富含维生素 A、维生素 C、磷，有利尿消肿、减肥瘦身的功效，可以帮助孕妈妈控制体重；虾仁味道鲜美，对孕妈妈有补益功效。

砂锅鱼头

原料：鱼头 1 个，冻豆腐 200 克，香菇 3 朵，香菜段、葱丝、姜丝、盐各适量。

做法：

1. 鱼头洗净，剖成两半，撒盐腌制；香菇、冻豆腐切块。

2. 油锅烧热，放葱丝、姜丝煸炒，放鱼头煎至鱼皮呈金黄色，加水没过鱼头，放香菇块、冻豆腐块，水开后转小火炖熟。

3. 调入盐，撒上香菜段即可。

营养功效：鱼头含有丰富的不饱和脂肪酸，对孕妈妈的血液循环有利。

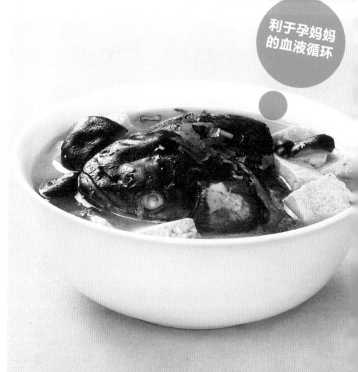

利于孕妈妈的血液循环

牛腩炖藕

原料：牛腩 150 克，莲藕 100 克，红豆 30 克，姜片、盐各适量。

做法：

1. 牛腩洗净，切大块，氽烫，过冷水，洗净沥干；莲藕去皮，洗净，切成块。

2. 将牛腩块、莲藕块、姜片、红豆放入锅中，加适量水，大火煮沸，转小火慢煲 2 小时，出锅前加盐调味即可。

营养功效：莲藕含有较为丰富的碳水化合物，又富含维生素 C 和胡萝卜素，对于补充维生素十分有益；牛腩可以为孕妈妈提供高质量的蛋白质，增强身体的免疫力。

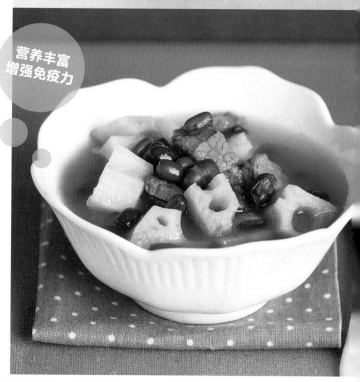

营养丰富增强免疫力

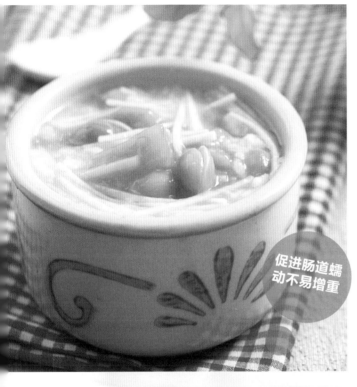

促进肠道蠕动不易增重

椰味红薯粥

原料：大米 100 克，红薯 1 个，花生 50 克，椰子 1 个，白糖适量。

做法：

1. 大米洗净；红薯洗净，去皮，切块；花生泡透，椰子倒出椰汁，取椰肉，切成丝。

2. 花生放入清水锅中煮熟，然后将大米与红薯块一同放入锅中，煮至熟透。

3. 把椰子丝、椰汁一起倒入红薯粥里，放适量白糖搅拌均匀即可。

营养功效：椰味红薯粥香甜可口，含有丰富的膳食纤维，可促进肠道蠕动，孕妈妈食用不必担心会影响身材。

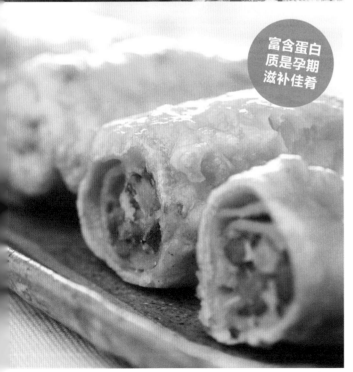

富含蛋白质是孕期滋补佳肴

荠菜鱼卷

原料：荠菜 25 克，油豆皮 50 克，黄鱼肉 100 克，干淀粉、料酒、盐、蛋清各适量。

做法：

1. 荠菜择洗干净，切末；用部分蛋清与干淀粉调成稀糊备用。

2. 黄鱼肉切细丝，同荠菜末、剩下的蛋清、料酒、盐混合成肉馅。

3. 将馅料包于油豆皮中，卷成长卷，抹上稀糊，切小段，放入油锅中煎熟即成。

营养功效：荠菜双鱼卷富含蛋白质、维生素和膳食纤维，是孕妈妈的滋补佳肴，食用后，不会给孕妈妈增加太多热量。

莴笋猪肉粥

原料：莴笋、大米各 50 克，猪肉 100 克，芹菜末、酱油、盐各适量。

做法：

1. 莴笋去皮，洗净，切细丝；大米洗净；猪肉洗净，切成末，加少许酱油、盐，腌 10~15 分钟。

2. 锅中放入大米，加适量清水，大火煮沸，加入莴笋丝、猪肉末、芹菜末，改小火煮至米烂，加盐搅匀即可。

营养功效：莴笋含维生素 C、蛋白质、膳食纤维、钾、磷、铁等营养素，具有通便利尿的功效。莴笋与猪肉一起制作成粥，清淡爽口，热量也不高，孕妈妈食用后不用担心会增肥。

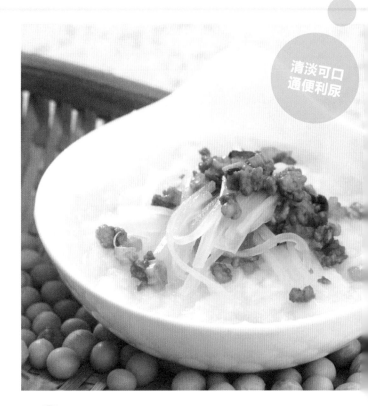

清淡可口
通便利尿

鲜虾芦笋

原料：虾 12 只，芦笋 10 根，鸡汤 50 毫升，姜片、盐、淀粉、蚝油各适量。

做法：

1. 将虾去壳、去虾线，洗净后抹干，用盐、淀粉拌匀；芦笋切长条，焯水沥干。

2. 油锅烧热，中火炸熟虾仁，捞起滤油。

3. 用锅中余油爆香姜片，加虾仁、鸡汤、盐、蚝油炒匀，出锅浇在芦笋上即可。

营养功效：虾含丰富的钾、碘、镁、磷等矿物质，吃起来松软，易消化，对孕妈妈有补益功效；芦笋富含膳食纤维，能通便排毒，且热量低，可以帮助孕妈妈控制体重。

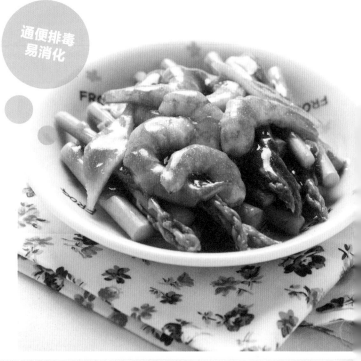

通便排毒
易消化

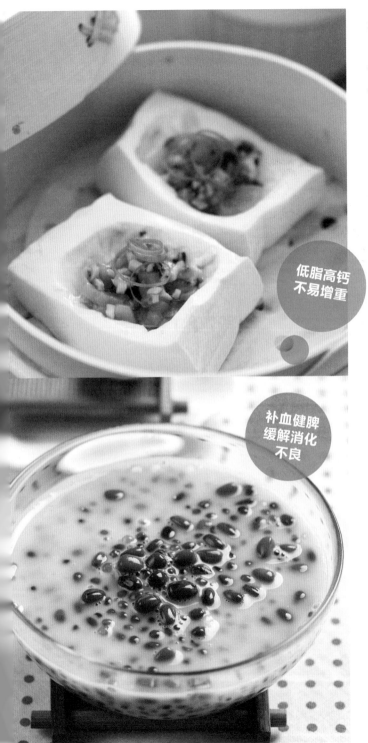

香菇豆腐塔

原料：豆腐 250 克，香菇 3 朵，榨菜、葱丝适量。

做法：

1. 豆腐洗净，切成四方小块，中间挖空备用；香菇和榨菜洗净后一起剁碎，拌匀成馅料。

2. 将馅料填入豆腐中心，摆盘蒸熟，撒上葱丝点缀即可。

营养功效：豆腐富含易被人体吸收的钙，与香菇搭配美味又营养、低脂又健康，既能满足孕妈妈对钙的需要，又不会使体重飙升。

低脂高钙不易增重

补血健脾缓解消化不良

红豆西米露

原料：红豆 50 克，牛奶 200 毫升，西米、白糖各适量。

做法：

1. 红豆提前泡一晚上。

2. 锅中放水煮沸，放入西米，煮到西米中间剩下个小白点，关火闷 10 分钟。

3. 过滤出西米，加入牛奶放冰箱中冷藏半小时。

4. 红豆加水煮开，直到红豆变软捞出；将煮好的红豆沥干水分，加入白糖拌匀。

5. 把做好的红豆和牛奶西米拌匀即可。

营养功效：红豆中铁元素含量丰富，因而具有很好的补血功能；西米可温中健脾，缓解消化不良。

孕7月

长胎不长肉这样做

　　随着孕晚期的到来，孕妈妈的身体负荷越来越重，孕期焦虑、妊娠纹等也随之而来，此时孕妈妈要注意补充蛋白质，还要适量运动，放松心情。

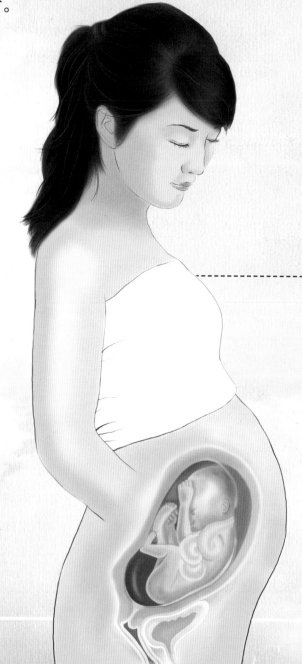

养胎瘦身这样做

进入孕7月，孕妈妈的肚子越来越大，此时很多孕妈妈出现水肿的症状。对此，孕妈妈要注意调整饮食，在保证摄入优质蛋白质和其他营养素的同时，也要注意休息。另外，日常饮食清淡对消水肿也很有帮助。

1. 宜吃利尿、消水肿的食物

孕妈妈每天坚持进食适量的蔬菜和水果，可以提高机体抵抗力，加强新陈代谢，因为蔬菜和水果中含有人体必需的多种维生素和矿物质，有利于减轻妊娠水肿的症状。冬瓜、西瓜、荸荠以及鲫鱼、鲤鱼都有利尿消肿的功效，经常食用能改善妊娠水肿，利于控制体重。

2. 想瘦身，但不要刻意节食

有些孕妈妈怕孕期吃得太多影响体形，或担心胎宝宝太胖，出现分娩困难等，为此节制饮食，其实这种做法对自身和胎宝宝都十分不利。女性怀孕以后，新陈代谢变得旺盛起来，与妊娠有关的组织和器官也会发生变化。总体来说，女性孕期要比孕前增重12千克左右是正常的。所以孕妈妈体重增加是必然、合理的，大可不必过分担心和控制。

先天营养是决定胎宝宝生命力的重要环节，营养供给不足，会带来严重后果。若缺乏蛋白质，胎宝宝神经就会受影响智力发育；缺乏矿物质如钙、磷等元素，会影响骨骼、牙齿的生长发育，导致软骨病；缺乏维生素，会导致免疫力下降，会影响胎宝宝生长发育，甚至会导致发育不全，对宝宝今后的智力发育也有一定影响。

因此，孕妈妈要合理安排饮食，讲究荤素搭配、营养均衡，不要暴饮暴食，也不要节食。

体重计划

本月每周体重增加不宜超过350克，体重增长过快的孕妈妈不要在睡前吃夜宵。

3. 避免发胖，饥饿时更要谨慎饮食

孕7月，孕妈妈容易感到饥饿，但也要控制饮食，尤其是晚上睡前不要吃饼干，因为饼干中奶油和糖含量都很高，摄入过多易发胖，对胎宝宝发育也无太多益处。孕妈妈可以将黄瓜和胡萝卜切成条当零食吃，除了能帮助孕妈妈补充一天的蔬菜量外，还可以减少其他多余热量的摄入。除了黄瓜和胡萝卜，红薯干、玉米块、山药块等都可以做成小零食，作为甜点的替代品。平时吃坚果也要适量，因为坚果中油脂含量较高，吃多了会导致脂肪堆积。

养胎瘦身的明星食材

本月，孕妈妈体重不断增加，走起路来都气喘吁吁，但也不能因为担心体重超标而节食。以下 6 种食物可以帮助孕妈妈通过饮食来增强免疫力，同时又不用担心体重会飙升。

黄瓜（65 千焦）

黄瓜的主要营养素是维生素 E、胡萝卜素、磷、钙、钾，有利水消肿，帮助孕妈妈缓解水肿的功效。黄瓜中的丙醇二酸，可抑制糖类物质转化为脂肪，有减肥瘦身的功效，适合体重超标的孕妈妈经常食用。

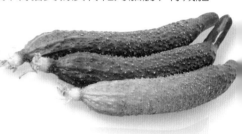

推荐食谱
猪肝拌黄瓜
低热量 高维生素 E
（见 P103）

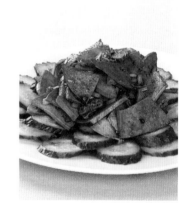

丝瓜（82 千焦）

丝瓜口感滑嫩，味道清香，孕妈妈食用可以清热解毒、利尿消肿、解暑除烦。丝瓜热量较低，可以帮助控制孕期体重。其含有的主要营养素有维生素 C、B 族维生素、磷、钾。

推荐食谱
丝瓜炖豆腐
低热量 高维生素 C
（见 P104）

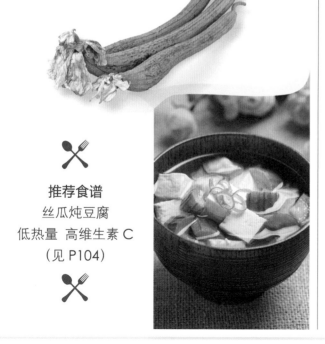

鳕鱼（368 千焦）

鳕鱼含大量的蛋白质以及丰富的维生素 A 和钙、镁、锌、硒等矿物元素，可以促进胎宝宝身体发育，而且鳕鱼脂肪含量较低，适合想要控制体重的孕妈妈食用。

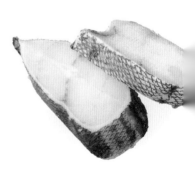

茼蒿 (98 千焦)

鲜嫩爽口的茼蒿含有丰富的胡萝卜素和多种氨基酸,有助于养胎。茼蒿还含有丰富的膳食纤维,帮助孕妈妈清理肠道的同时还有瘦身效果。

鱿鱼 (385 千焦)

鱿鱼富含钙、磷、铁等营养素,有预防贫血、增强免疫力的功效。鱿鱼还含有大量的牛磺酸,食用后可缓解疲劳、改善孕妈妈的肝脏功能。

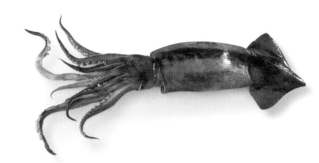

鱿鱼的主要营养素是蛋白质、维生素 A、钙、锌,对胎宝宝骨骼发育和造血非常有益。

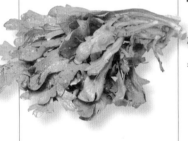

茄子 (88 千焦)

茄子富含蛋白质、碳水化合物、维生素以及多种矿物质,特别是维生素 P 的含量丰富,能增强毛细血管壁弹性。因为热量较低,孕妈妈可以放心食用。

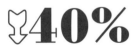**40%**

鳕鱼的肝脏含油量高达 40%,同时含有维生素 A、维生素 D 和维生素 E。

推荐食谱
肉末茄子
低热量 高蛋白质
(见 P111)

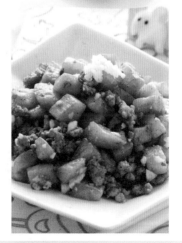

孕 7 月胎宝宝发育营养需求

胎宝宝的生长、孕妈妈的细胞修复等都需要蛋白质和能量。因此孕妈妈要坚持用正确的方式补充优质的营养,充分摄取蛋白质、B 族维生素和脂肪。

• **B 族维生素:** 能够缓解孕妈妈的紧张情绪,促进胎宝宝神经系统、骨骼及各器官的生长发育。

• **维生素 B_1 的食物来源:** 燕麦、大豆、小米、花生、牛奶等。

• **维生素 B_2 的食物来源:** 奶制品、动物肝脏、茄子、鱼等。

养胎瘦孕食谱

核桃仁紫米粥

原料：紫米 20 克，大米 30 克，核桃仁 50 克，枸杞子 10 克。

做法：

1. 紫米、大米洗净，清水浸泡 30 分钟；核桃仁拍碎；枸杞子拣去杂质，洗净。

2. 将紫米、大米放入锅中，加适量清水，大火煮沸，转小火继续煮 30 分钟。

3. 放入核桃仁碎与枸杞子，继续煮至食材熟烂即可。

营养功效：核桃富含蛋白质、维生素 E 等营养素；紫米含叶酸、蛋白质、铁等营养素，孕妈妈常吃此粥既有助于健康，又因脂肪含量少，有瘦身效果。

营养瘦身
不易增重

提前浸泡紫米可
使粥更容易煮得
软烂。

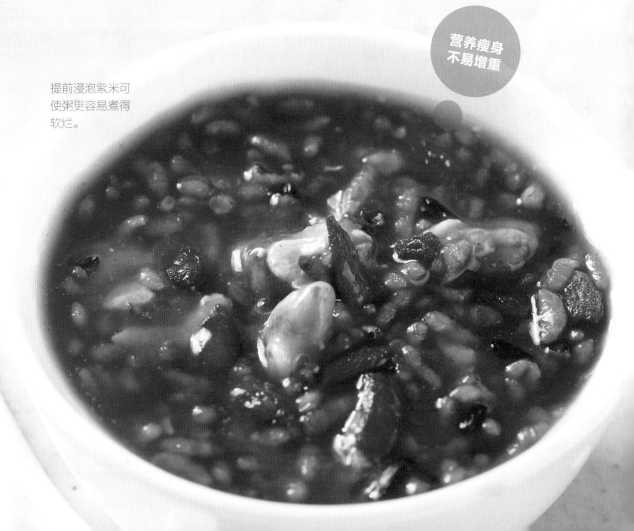

南瓜蒸肉

原料：南瓜 1 个，猪肉 150 克，甜面酱、白糖、葱末各适量。

做法：

1. 南瓜洗净，在瓜蒂处开一个小盖子，挖出瓜瓤。

2. 猪肉洗净，切片，加甜面酱、白糖、葱末拌匀，装入南瓜，盖上盖子，蒸 2 小时取出即可。

营养功效：这是孕妈妈和胎宝宝补充蛋白质和维生素的优选食物，且独特的造型可增进孕妈妈的食欲。

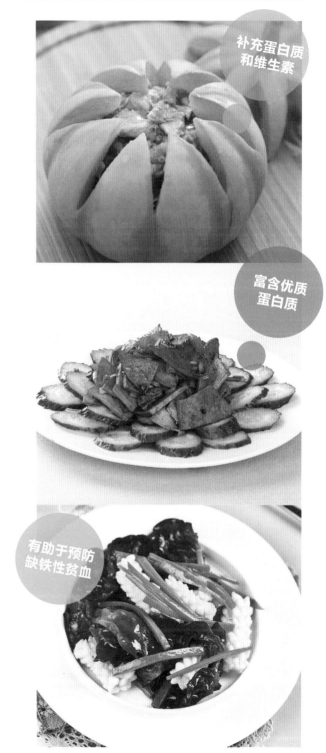

补充蛋白质和维生素

富含优质蛋白质

有助于预防缺铁性贫血

猪肝拌黄瓜

原料：猪肝 250 克，黄瓜 50 克，香菜末、酱油、醋、香油、盐各适量。

做法：

1. 将猪肝洗净，煮熟，切成薄片；黄瓜洗净，切片。

2. 将黄瓜片摆在盘内垫底，放上猪肝片，再淋上酱油、醋、香油、盐，撒上香菜末，食用时拌匀即可。

营养功效：猪肝含有优质蛋白质，营养不增重。

木耳炒鱿鱼

原料：鱿鱼 100 克，木耳 50 克，胡萝卜 30 克，盐适量。

做法：

1. 将木耳浸泡，洗净，撕成小片；胡萝卜洗净，切丝；将鱿鱼洗净，在背上斜刀切花纹，再切成块，用开水汆一下，沥干水分，放适量盐腌制片刻。

2. 锅中放适量油，放入胡萝卜丝、木耳片、鱿鱼炒匀装盘即可。

营养功效：木耳中的铁、钙含量很高，鱿鱼富含蛋白质、钙、磷、铁，二者搭配食用，有助于孕妈妈预防缺铁性贫血。

银鱼豆芽

原料：银鱼 20 克，豆芽 300 克，豌豆、胡萝卜丝各 50 克，葱花、盐、白糖、醋各适量。

做法：

1. 银鱼氽水沥干；豌豆煮熟。

2. 炒锅加底油，爆香葱花，炒豆芽、银鱼及胡萝卜丝。

3. 加入煮熟的豌豆，加盐、白糖和醋调成糖醋味即可。

营养功效：银鱼与有润肠通便作用的豆芽一起吃，有排毒养颜、缓解疲劳、降低血压的效果。

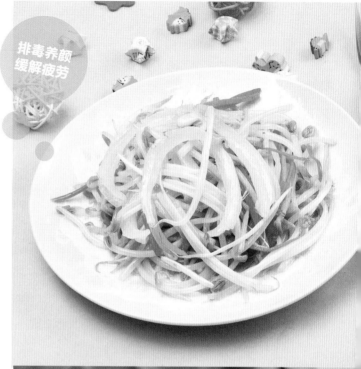

排毒养颜
缓解疲劳

丝瓜炖豆腐

原料：豆腐 50 克，丝瓜 100 克，高汤、盐、葱花、香油各适量。

做法：

1. 豆腐洗净，切块；用刀刮净丝瓜外皮，洗净，切滚刀块。

2. 豆腐块用开水焯一下，冷水浸凉，捞出，沥干水分。

3. 油锅烧至七成热，下丝瓜块煸炒至软，加高汤、盐。

4. 烧开后放豆腐块，改小火炖 10 分钟，转大火，淋上香油，撒上葱花即可。

营养功效：丝瓜富含维生素 C，与豆腐一起炖食，营养丰富，还有助于铁元素的吸收。此道菜热量较低，孕妈妈适量摄入，不用担心体重会飙升。

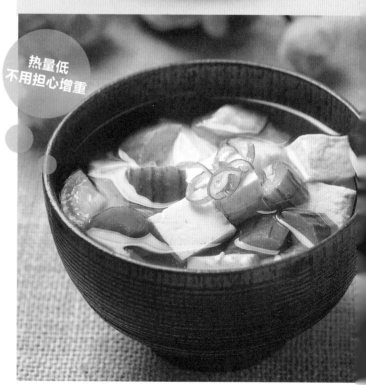

热量低
不用担心增重

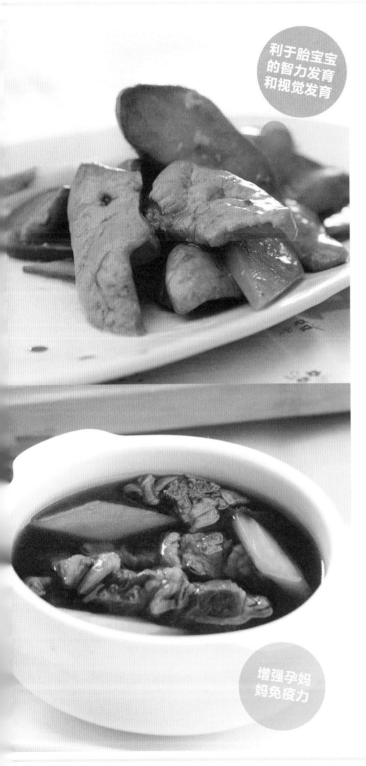

利于胎宝宝的智力发育和视觉发育

熘肝尖

原料：猪肝 300 克，胡萝卜、黄瓜各半根，料酒、淀粉、白糖、酱油、醋、葱末、姜末、蒜末、盐各适量。

做法：

1. 胡萝卜、黄瓜洗净，切片；猪肝洗净，切片，加盐、料酒、淀粉拌匀，入锅煎，捞出。

2. 将料酒、酱油、白糖和淀粉拌匀，勾芡汁备用。

3. 油锅烧热，用葱末、姜末、蒜末炝锅，放醋、胡萝卜片、黄瓜片，煸炒片刻后，放猪肝片，出锅前勾芡即可。

营养功效：食用猪肝可以补铁、补血，预防孕期贫血。猪肝富含蛋白质、卵磷脂、维生素 A 和微量元素，有利于胎宝宝的智力发育和视觉发育，但一次不宜吃太多。

罐焖牛肉

原料：牛肉 300 克，芹菜 100 克，胡萝卜 30 克，葱末、姜片、料酒、老抽、盐各适量。

做法：

1. 牛肉洗净，切块，用开水汆烫，去除肉腥味；芹菜洗净，切段；胡萝卜洗净，切片。

2. 油锅烧热，放葱末、姜片、牛肉块翻炒，加料酒、老抽、水，大火烧开，小火炖 2 小时至肉烂。

3. 放入芹菜段、胡萝卜片、盐煮熟即可。

营养功效：牛肉含有足够的维生素 B_6，能促进蛋白质的新陈代谢，可帮助孕妈妈增强免疫力。孕晚期每周吃 2 次即可。

增强孕妈妈免疫力

腐竹玉米猪肝粥

原料：大米150克，猪肝、鲜腐竹各50克，玉米粒60克，葱花、盐各适量。

做法：

1. 鲜腐竹切段；大米、玉米粒洗净；猪肝洗净，汆烫后切成薄片，用盐腌制入味。

2. 将鲜腐竹段、大米、玉米粒放入锅中，加水熬煮至熟。

3. 加猪肝片稍煮，撒上葱花，放盐调味即可。

营养功效：猪肝中的矿物质铁，可以帮助孕妈妈补铁，预防贫血；玉米可以改善孕妈妈消化不良的症状，其中丰富的膳食纤维可以排毒养颜，帮助孕妈妈健康瘦身。

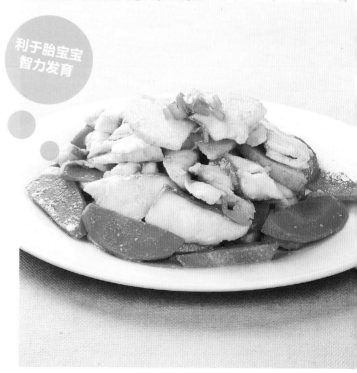

预防贫血
改善消化
不良

熘苹果鱼片

原料：黑鱼1条，苹果半个，胡萝卜1根，蛋清、料酒、盐、姜末、葱花各适量。

做法：

1. 黑鱼处理成鱼片，加料酒、蛋清、盐、姜末，给鱼片上浆，腌10分钟；将苹果、胡萝卜分别洗净，切成片。

2. 油锅烧热，放入鱼片滑熟，盛出。

3. 锅中留底油放入胡萝卜片、苹果片翻炒，最后放入鱼片翻炒，加盐调味，撒上葱花即可。

营养功效：滑嫩的鱼片配上清香的苹果，营养美味又不会给孕妈妈增加过多脂肪。在胎宝宝大脑发育的关键期，熘苹果鱼片可以促进胎宝宝智力发育。

利于胎宝宝
智力发育

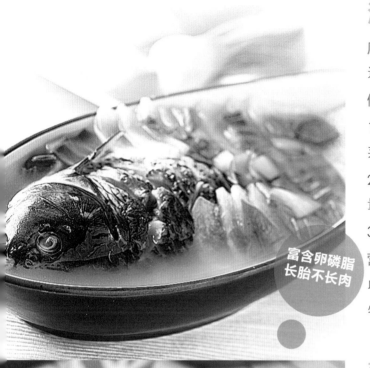

富含卵磷脂
长胎不长肉

油菜冬瓜鲫鱼汤

原料：鲫鱼 1 条，油菜 50 克，冬瓜 100 克，盐、葱花各适量。

做法：

1. 鲫鱼处理干净，切片；冬瓜洗净，去皮、瓤，切片；油菜洗净，切段。

2. 油锅烧热，放入鲫鱼煎炸至微黄，放入冬瓜片，加适量清水煮沸。

3. 油菜段放入鲫鱼汤中，煮熟后加盐、葱花调味即可。

营养功效：孕妈妈食用油菜冬瓜鲫鱼汤，长胎不长肉，此汤富含卵磷脂、蛋白质，能为胎宝宝的大脑发育提供必需的营养素。

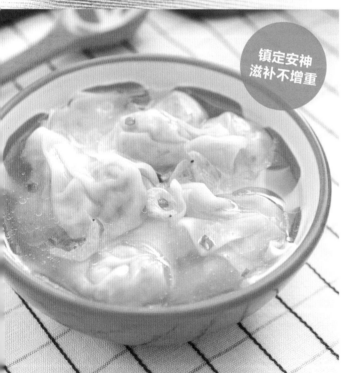

镇定安神
滋补不增重

萝卜虾泥馄饨

原料：馄饨皮 15 个，白萝卜、虾仁、胡萝卜各 100 克，香菇 2 朵，鸡蛋 1 个，盐、香油、葱末、葱花、姜末、虾皮各适量。

做法：

1. 白萝卜、胡萝卜、香菇和虾仁洗净，剁碎；鸡蛋打成蛋液。

2. 锅内倒油，放葱末、姜末，放入萝卜碎煸炒至八成熟；蛋液入锅炒散。

3. 所有材料混合，加盐和香油调成馅。

4. 包成馄饨，煮熟，在汤中加入葱花、虾皮即可。

营养功效：萝卜虾泥馄饨营养均衡全面，滋补不增重。其中虾有镇定和安神的功效，可以帮助孕妈妈远离抑郁；白萝卜可增进食欲、促进消化。

醋焖腐竹带鱼

原料：带鱼 1 条，腐竹 3 根，蒜瓣、老抽、料酒、葱段、姜片、醋、盐、白糖各适量。

做法：

1. 带鱼去头尾、内脏，剪去背鳍，切成段，用老抽、料酒腌一个小时；腐竹水发后切成段。

2. 油锅烧热，放入带鱼煎至金黄色，八成熟时捞出。

3. 爆香蒜瓣、葱段、姜片，放入带鱼，立刻在鱼上倒入醋。

4. 加入适量凉开水，调入盐、白糖，放入泡好的腐竹，炖至入味，最后收汁即可。

营养功效：带鱼含不饱和脂肪酸较多，而且脂肪酸碳链又较长，具有降低胆固醇的作用，是孕妈妈的理想滋补食品。

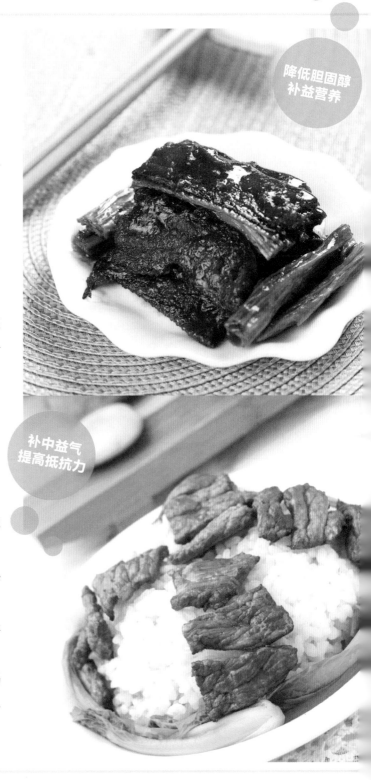

降低胆固醇
补益营养

补中益气
提高抵抗力

牛肉焗饭

原料：牛肉 250 克，大米 200 克，菜心 6 棵，姜丝、盐、酱油、料酒各适量。

做法：

1. 牛肉洗净，切片，用盐、酱油、料酒、姜丝腌制好；把菜心洗净，切去头尾，焯熟；把大米淘洗干净。

2. 把米放入锅中，加适量水，开火煮饭，等到饭刚刚熟时，调成微火，放入腌制好的牛肉片开始煲牛肉。

3. 牛肉熟后，将米饭与牛肉盛盘，把菜心围在牛肉与米饭周围即可。

营养功效：牛肉中含有丰富的蛋白质和氨基酸，孕妈妈常吃牛肉可以提高机体的抗病能力，促进胎宝宝的生长发育。牛肉还有温暖脾胃、补中益气的功效。

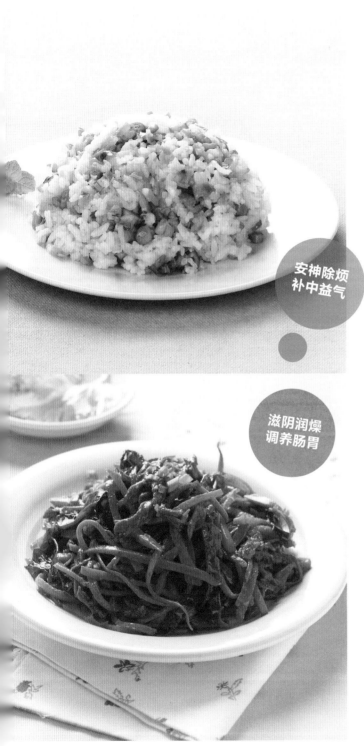

豆角焖饭

原料：大米 200 克，豆角 100 克，盐适量。

做法：

1. 豆角、大米洗净。

2. 豆角切碎，放在油锅里略炒一下。

3. 将豆角碎、大米放在电饭锅里，再加入比做米饭时稍多一点的水焖熟，根据自己的口味适当加盐即可。

营养功效：豆角口感脆嫩，富含维生素 C、蛋白质，有安神除烦、补中益气的作用。将豆角加入米饭中一同蒸熟食用，可以减少主食的摄入量，避免体重增长过快。

安神除烦补中益气

滋阴润燥调养肠胃

三丝牛肉

原料：牛肉丝 300 克，木耳 50 克，胡萝卜 1 根，酱油、蒜末、葱末、白糖、盐各适量。

做法：

1. 先用蒜末、酱油、白糖将牛肉丝腌制 30 分钟；木耳泡发洗净，切丝；胡萝卜洗净，去皮，切丝。

2. 油锅烧热，放入牛肉丝，大火急炒至八分熟取出。

3. 另起油锅，加入少许葱末后继续翻炒木耳、胡萝卜丝，最后加牛肉丝煸炒，加盐调味即可。

营养功效：三丝牛肉可滋阴润燥、调养肠胃、补充蛋白质、增强抵抗力，是孕妈妈滋补的好菜品。

豆腐油菜心

原料：油菜 200 克，豆腐 100 克，香菇、冬笋各 25 克，香油、葱末、盐、姜末各适量。

做法：

1. 香菇、冬笋切丝，油菜取中间嫩心。

2. 豆腐压成泥，放香菇、冬笋、盐拌匀，蒸 10 分钟取出，菜心放周围。

3. 在油锅内爆香葱末、姜末，加少许水烧沸撇沫，淋香油，浇在豆腐泥和油菜心上即可。

营养功效：油菜是钙含量比较高的蔬菜，与豆腐搭配补钙效果更好，营养丰富，是一道非常有益于孕期补钙的菜品。

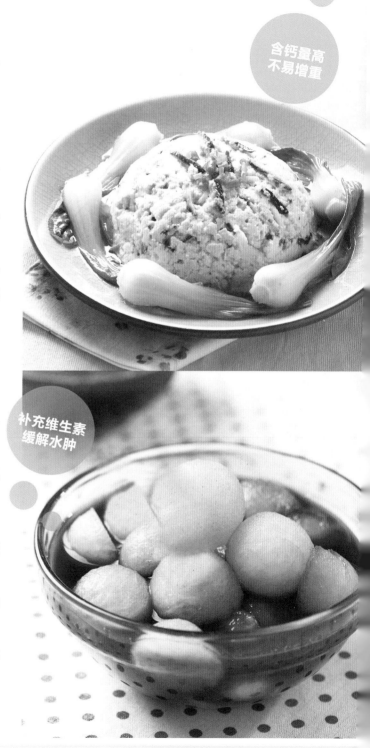

含钙量高
不易增重

补充维生素
缓解水肿

胭脂冬瓜球

原料：冬瓜 300 克，紫甘蓝 150 克，白醋、白糖各适量。

做法：

1. 紫甘蓝洗净，放入榨汁机中，加适量温水榨汁；冬瓜洗净，对半切开，用挖球器挖出冬瓜球。

2. 过滤紫甘蓝汁，放入锅中煮几分钟，然后放入碗中，倒入白醋；将冬瓜球放入开水中焯 3 分钟，放入紫甘蓝汁中浸泡。

3. 放冰箱冷藏半小时以上，加白糖即可。食用前要先放至常温。

营养功效：这道胭脂冬瓜球酸甜爽口，热量低，不仅能补充维生素，还能有效缓解孕妈妈的水肿症状。

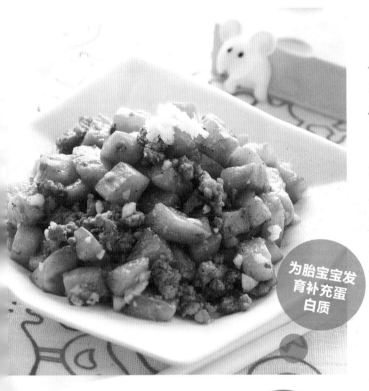

为胎宝宝发育补充蛋白质

肉末茄子

原料：茄子 1 个，猪肉末 30 克，葱花、姜末、蒜末、酱油、盐、香油各适量。

做法：

1. 茄子去皮，洗净，切块。

2. 锅中不放油烧热，放入茄子块翻炒至软塌时盛出。

3. 油锅烧热，放入葱花、姜末爆香，加猪肉末炒散，放酱油翻炒均匀后，放入茄子块翻炒至熟。

4. 最后加入盐、香油、蒜末炒匀即可。

营养功效：茄子搭配肉末炒制时要少放些油，这样补充蛋白质的同时不会摄入过多的热量。

芝麻茼蒿

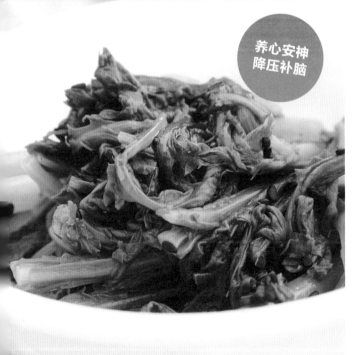

养心安神降压补脑

原料：茼蒿 200 克，黑芝麻 5 克，香油、盐各适量。

做法：

1. 茼蒿洗净，切段，用开水略焯。

2. 油锅烧热，放入黑芝麻过油，迅速捞出。

3. 将黑芝麻撒在茼蒿段上，加香油、盐搅拌均匀即可。

营养功效：对于还在工作岗位上的孕妈妈来说，茼蒿是非常好的食物。它含有大量的胡萝卜素，对眼睛很有好处，还有养心安神、稳定情绪、降压补脑、缓解记忆力减退的功效。

孕8月

长胎不长肉这样做

　　本月孕妈妈在补充营养时，要谨记少吃多餐的原则。另外，久坐不动会导致脂肪堆积，所以孕妈妈可以每天进行低强度的运动。

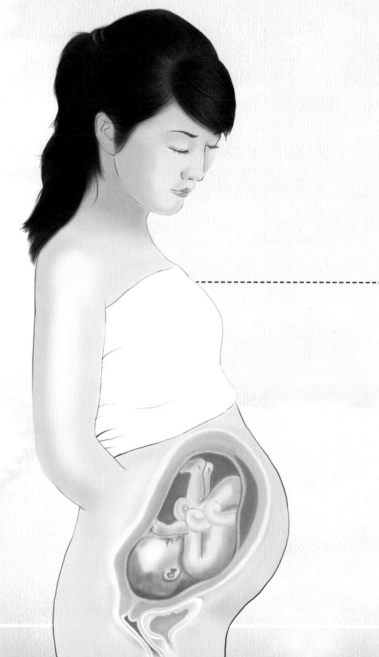

养胎瘦身这样做

进入孕 8 月，孕妈妈会有一些身体不适，便秘、背部不适、腿部水肿等状况可能更加严重，孕妈妈可以通过适当运动和健康饮食来缓解身体不适，使体重继续合理增加。

1. 孕晚期控制体重在于预防营养过剩

到了孕晚期，孕妈妈一定要注意营养不宜过剩。并不是营养越多越好，营养过剩，尤其是脂肪摄入过多，会导致胎宝宝巨大和孕妈妈患肥胖症，使孕期患妊娠高血压疾病及难产的概率增加，对孕妈妈及胎宝宝都会产生不利的影响。因此，孕晚期营养要保持合理、平衡地摄入。

2. 选对运动方法控制体重

适当的运动对于促进孕妈妈的新陈代谢有一定帮助，也可以避免营养过剩和脂肪堆积，保证孕妈妈和胎宝宝的健康，但孕妈妈要注意应选择舒缓的运动，以防止因运动不当引起早产。建议选择可以舒展和活动筋骨的运动，稍慢的散步加上一些慢动作的健身体操，是最适合本月孕妈妈的运动方式。同时，孕妈妈还可以进行一些静态的骨盆底肌肉和腹肌的锻炼，为顺利分娩做好准备。

体重计划

本月每周体重增加不宜超过 400 克，孕妈妈要少食多餐，忌饥一餐饱一餐。

3. 摄入有量，孕期不长胖

孕晚期，孕妈妈要控制碳水化合物、糖、盐的摄入量，以免引起过度肥胖，引发妊娠糖尿病、妊娠高血压等疾病。必要的时候，孕妈妈需要到医院咨询，制订个性化的健康饮食方案。一般，孕前体重标准的孕妈妈每天应摄入的食物量如下所列：主粮（米、面）300~400 克；蛋类 50~100 克；新鲜蔬菜 500~700 克；鱼、肉类 150 克；水果 150 克；粗粮 50 克。

4. 补充蛋白质——胎宝宝体重增长的助推剂

本月，孕妈妈基础代谢率增至最高峰，胎宝宝生长速度也增至最高峰，孕妈妈需要多补充营养。其中，优质蛋白质的摄入能很好地为孕妈妈和胎宝宝补充所需的营养。与孕中期相比，孕妈妈可适当增加蛋白质摄取量，每天摄取 80~100 克蛋白质为最佳。

鱼、虾、鸡肉、鸡蛋、牛奶和豆制品都可以提供优质蛋白质，鱼还含有各种维生素、矿物质，有利于胎宝宝大脑和骨骼的发育。

养胎瘦身的明星食材

本月,孕妈妈所吃的食物品种应该多样化,搭配要恰当,以防体重超标,最好避免摄入像炸薯条、糖果这样高热量、高糖的食物,可以试试以下几种既健康又不易增重的食物。

香椿芽（211 千焦）

香椿芽含有丰富的维生素 C、胡萝卜素、蛋白质、铁等物质,有助于增强孕妈妈的免疫功能,并且香椿芽热量低,有益于孕期体重管理。

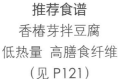

推荐食谱
香椿芽拌豆腐
低热量 高膳食纤维
（见 P121）

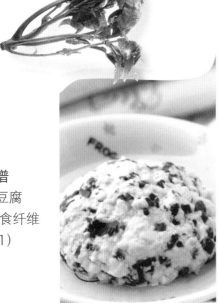

海带（50 千焦）

海带营养丰富,可满足孕妈妈对碘、钙等营养素的需求。海带热量较低,其中的多糖有降血脂作用,可避免脂肪沉积在孕妈妈体内,帮助孕妈妈预防体重过快增长。

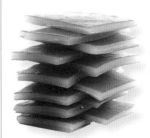

推荐食谱
虾皮海带丝
低热量 高碘
（见 P118）

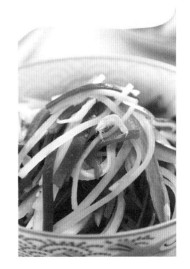

海参（326 千焦）

海参高蛋白、低脂肪,是孕妈妈的理想补品,有健脑益智、补肾养血的功效,同时对胎宝宝的大脑、神经系统的发育也有帮助。

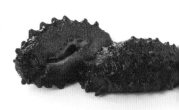

魔芋 (29 千焦)

魔芋中的主要营养素有蛋白质、钾、磷，且可溶性膳食纤维含量丰富。魔芋可以通过增加饱腹感、减缓食物进入肠道速度的方式来控制脂肪的吸收率，使孕妈妈达到控制体重的目的。

山药 (240 千焦)

山药吃法多样，热量较低，营养不增重，其中含有能够分解淀粉的淀粉酶，有促进消化的作用，有利于改善消化吸收功能，缓解孕妈妈孕期肠胃不适。

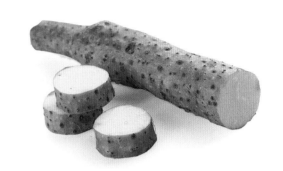

主要营养素有胡萝卜素、钠、钾、镁，可促进胎宝宝发育。

木瓜 (212 千焦)

木瓜味道清甜，软滑多汁，含有胡萝卜素和丰富的维生素 C，有很强的抗氧化能力，能帮助孕妈妈修复身体组织，清除有毒物质，增强人体免疫力，还能有效改善孕妈妈低落的情绪。

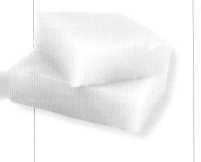

⇩16.5%

《中国食物成分表 2017》中表述，鲜海参蛋白质含量为 16.5%

推荐食谱
木瓜牛奶果汁
低热量 高维生素 C
（见 P117）

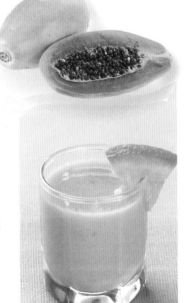

孕 8 月胎宝宝发育营养需求

孕 8 月，胎宝宝开始在肝脏和皮下储存糖原及脂肪。如果此时碳水化合物摄入不足，将造成蛋白质和脂肪过量消耗，所以本月营养重点为 α-亚麻酸、碳水化合物、蛋白质、铁。

• **α-亚麻酸**：在怀孕的最后 3 个月，孕妈妈体内会产生两种和 DHA 生成有关的酶。在这两种酶的帮助下，胎宝宝的肝脏可以利用 α-亚麻酸来生成 DHA，帮助完善大脑和视网膜。

养胎瘦孕食谱
平菇小米粥

原料：小米 30 克，大米 20 克，平菇 40 克，盐适量。

做法：

1. 将平菇洗净，撕片后焯烫；小米、大米分别淘洗干净。

2. 锅中加适量水烧开，放入小米、大米，大火烧开后改小火熬煮。

3. 粥熟后放入平菇稍煮，调入盐，拌匀即可。

营养功效：平菇小米粥粗细搭配，营养互补，有镇定安神、增强食欲的功效，也是孕妈妈补充蛋白质、碳水化合物的理想早餐。

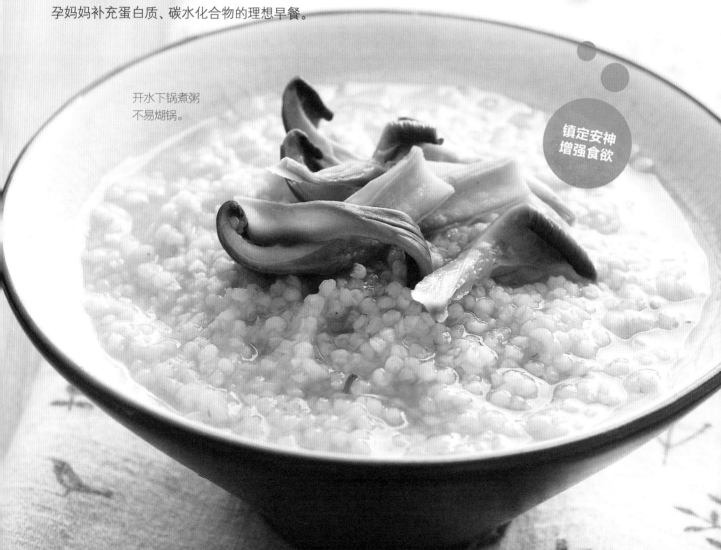

开水下锅煮粥
不易煳锅。

镇定安神
增强食欲

蛋黄紫菜饼

原料：紫菜 30 克，鸡蛋 2 个，面粉 50 克，盐适量。

做法：

1. 鸡蛋磕散，取蛋黄；紫菜洗干净，切碎，与蛋黄、适量面粉、盐一起搅拌成糊。

2. 锅里倒入适量油，烧热，将原料糊倒入锅中，用小火煎成两面金黄，切小块即可。

营养功效：紫菜富含钙，对胎宝宝骨骼生长有好处。

豆芽炒肉丁

原料：黄豆芽 100 克，猪肉 50 克，葱花、料酒、高汤、盐、白糖、淀粉各适量。

做法：

1. 猪肉洗净，切丁，用淀粉抓匀上浆；豆芽择洗干净。

2. 油锅烧热，放猪肉炸至金黄，沥油。

3. 锅内留底油，放入黄豆芽、料酒略炒，再放入白糖，加高汤、盐，用小火煮熟，放入肉丁、葱花炒匀即可。

营养功效：豆芽补气养血，可防治孕妈妈维生素 B_2 缺乏症。

木瓜牛奶果汁

原料：木瓜、橙子各半个，香蕉 1 根，牛奶适量。

做法：

1. 木瓜去籽，挖出果肉；香蕉剥皮；橙子削去外皮备用。

2. 准备好的水果放进榨汁机内，加入牛奶、凉白开，搅拌打匀即可。

营养功效：木瓜牛奶果汁中钙、维生素含量丰富，可增强孕妈妈的免疫力。

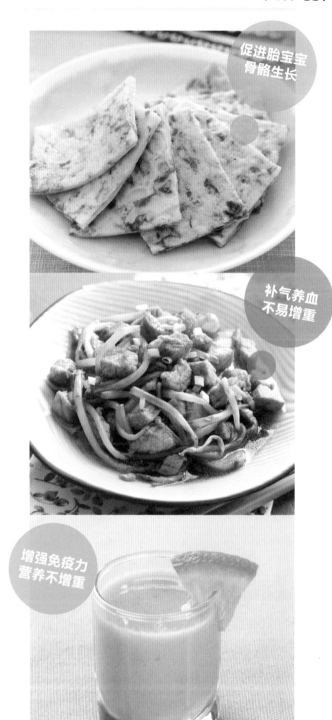

促进胎宝宝骨骼生长

补气养血不易增重

增强免疫力营养不增重

鸡血豆腐汤

原料：鸡血 25 克，豆腐 50 克，鸡蛋 1 个，盐、葱花、香油各适量。

做法：

1. 先将鸡血蒸熟，切成块，用清水漂洗；豆腐切块，放入开水锅中汆烫，捞出沥水；鸡蛋打散。

2. 锅中加适量清水烧开，倒入鸡血、豆腐块，待豆腐块漂起，加鸡蛋、葱花烧开，加盐、香油即可。

营养功效：此汤含有丰富的铁和蛋白质，孕妈妈食用可有效补铁，预防孕晚期发生缺铁性贫血。

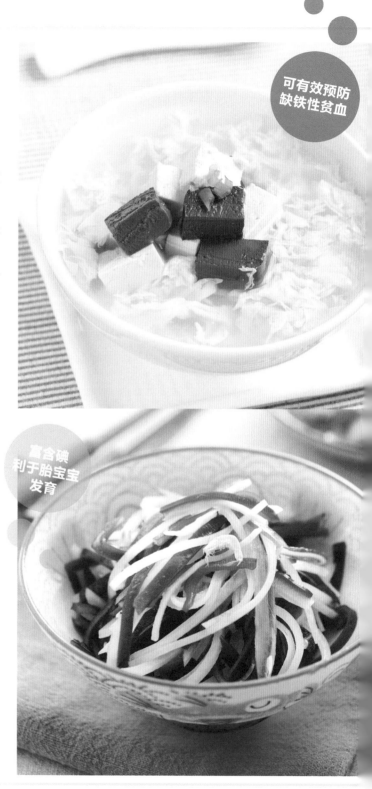

可有效预防缺铁性贫血

虾皮海带丝

原料：海带丝 200 克，虾皮 50 克，土豆 30 克，红椒丝、姜片、盐、香油各适量。

做法：

1. 土豆洗净，切丝；姜片洗净，切细丝。

2. 油锅烧热，将红椒丝以微火略煎一下，盛起。

3. 锅中加清水烧沸，将海带丝、土豆丝煮熟软，捞出装盘，待凉后将姜丝、虾皮及红椒丝撒入，加盐、香油拌匀。

营养功效：海带丝营养丰富，富含碘，可满足孕妈妈对碘的需求。海带中的多糖有降血脂作用，可预防孕妈妈体内脂肪沉积。

富含碘利于胎宝宝发育

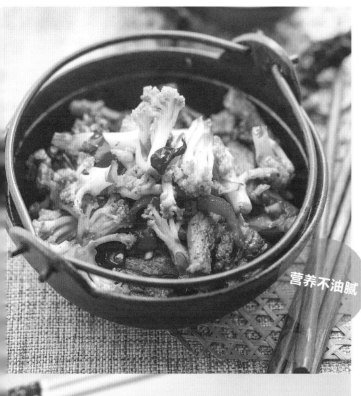

营养不油腻

干煸菜花

原料：菜花 300 克，五花肉 50 克，红椒 30 克，葱末、姜末、蒜末、生抽、盐各适量。

做法：

1. 将红椒洗净，切丝；五花肉洗净，切丁；菜花掰开，放入盐水中浸泡 10 分钟左右。

2. 油锅烧热，放入葱末、姜末、蒜末、五花肉丁，炒至变色，倒入生抽。

3. 放菜花，大火翻炒至熟，放入红椒丝略炒，加少许盐调味即可。

营养功效：这道菜营养不油腻，有利于孕妈妈补充营养。

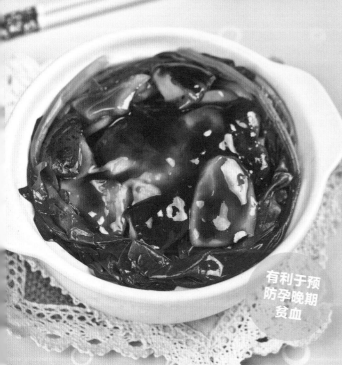

有利于预防孕晚期贫血

菠菜鸡煲

原料：鸡胸肉 200 克，菠菜 100 克，香菇 4 朵，葱花、姜末、蚝油、料酒、水淀粉、盐各适量。

做法：

1. 鸡胸肉洗净，切成小块；菠菜洗净，焯水，切段；香菇泡发，去蒂，切块。

2. 油锅烧热，用葱花、姜末爆香，加入鸡胸肉块、香菇块及蚝油翻炒，放料酒、盐，炒至鸡胸肉熟。

3. 水淀粉勾芡，翻炒至熟，将菠菜段放入略翻炒即可。

营养功效：这道菜含铁较为丰富，有利于孕妈妈预防孕晚期贫血。

橘瓣银耳羹

原料：银耳 15 克，橘子 1 个，冰糖适量。

做法：

1. 将银耳用清水浸泡，泡发后去掉黄根与杂质，洗净，撕小朵；橘子去皮，掰成瓣，备用。

2. 将银耳放入锅中，加适量清水，大火烧沸后转小火，煮至银耳软烂。

3. 将橘瓣和冰糖放入锅中，再用小火煮 5 分钟即可。

营养功效：橘瓣银耳羹清甜可口，营养丰富，而且具有滋养肺胃、生津润燥、理气开胃的功效，因热量较低，孕妈妈常吃也不会增重过多。

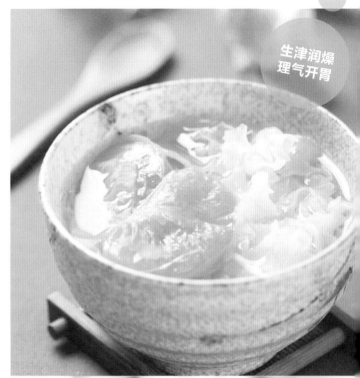

生津润燥
理气开胃

红烧冬瓜面

原料：面条 100 克，冬瓜 80 克，油菜 20 克，生抽、醋、盐、香油、姜末各适量。

做法：

1. 冬瓜洗净，切片；油菜洗净，掰开。

2. 油锅烧热，煸香姜末，放入冬瓜片翻炒，加生抽和适量清水稍煮。

3. 待冬瓜片煮熟透，加醋和盐，即可出锅。

4. 面条和油菜一起煮熟，把煮好的冬瓜片连汤一起浇在面条上，再淋点香油。

营养功效：红烧冬瓜面清淡爽口，孕妈妈在享受美味的同时不用担心长胖。冬瓜的利水消肿功效很强，可帮助孕妈妈预防和缓解孕晚期的水肿。

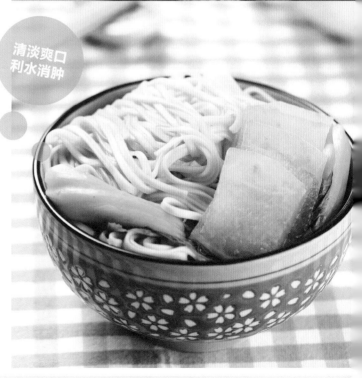

清淡爽口
利水消肿

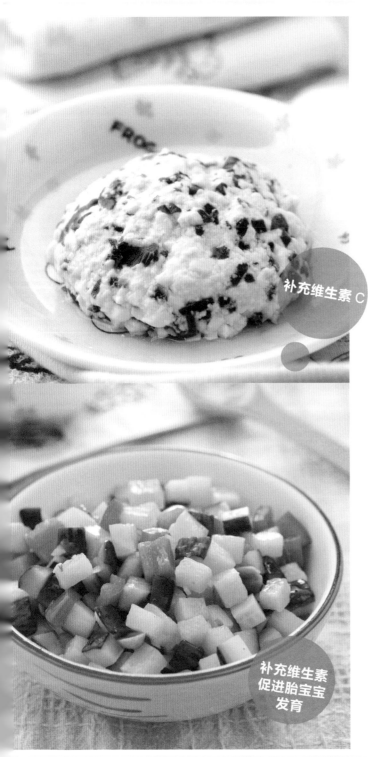

补充维生素 C

补充维生素
促进胎宝宝
发育

香椿芽拌豆腐

原料：香椿芽 200 克，豆腐 100 克，香油、盐各适量。

做法：

1. 香椿芽洗净，用开水焯烫，切成细末；豆腐切丁，用开水焯熟，碾碎，凉凉。

2. 豆腐碎内放入香椿芽末、香油、盐，搅拌均匀即可。

营养功效：香椿芽拌豆腐口感清新，颜色清淡，不会给孕妈妈增加太多的热量，还能补充维生素 C、胡萝卜素和植物蛋白。

宫保素三丁

原料：土豆 200 克，红椒、黄椒、黄瓜各 100 克，花生仁 50 克，葱末、白糖、盐、香油、水淀粉各适量。

做法：

1. 将花生仁过油炒熟；其余食材洗净，切丁。

2. 油锅烧热，煸香葱末，放入所有食材大火快炒，加白糖、盐调味，用水淀粉勾芡，最后淋香油即可出锅。

营养功效：宫保素三丁含碳水化合物、多种维生素、膳食纤维等各种营养素，营养丰富，有利于胎宝宝发育。

丝瓜虾仁糙米粥

原料: 丝瓜 100 克, 虾仁、糙米各 50 克, 盐适量。

做法:

1. 提前将糙米清洗后加水浸泡约 1 小时; 虾仁洗净, 去虾线; 丝瓜洗净, 去皮, 切块。

2. 将糙米、虾仁洗净一同放入锅中。

3. 锅内加入水, 用中火煮成粥。

4. 在已煮好的粥内放入丝瓜块, 熟后加盐调味即可。

营养功效: 丝瓜虾仁糙米粥清淡可口, 可改善孕妈妈胃口, 又不会使体重飙升。其中糙米是粗粮, 能帮胎宝宝在肝脏和皮下储存糖原及脂肪; 虾富含钙和铁, 可满足胎宝宝此阶段对铁的需要。

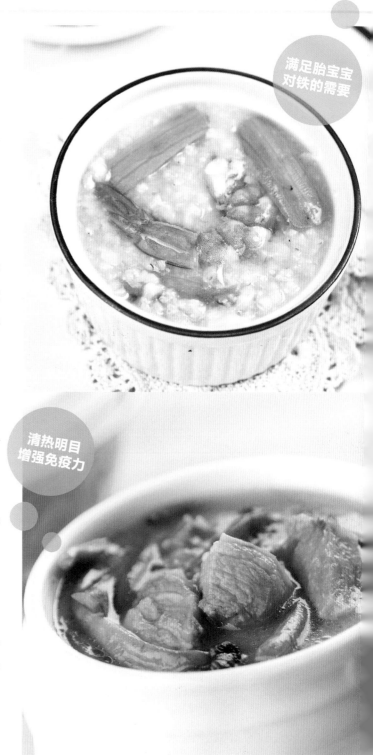

满足胎宝宝对铁的需要

清热明目增强免疫力

茶树菇炖鸡

原料: 茶树菇 80 克, 鸡 1 只, 葱段、姜片、料酒、盐各适量。

做法:

1. 茶树菇洗净, 冷水浸泡 10 分钟, 待泡软后去蒂; 鸡处理干净, 切成块, 汆水捞起备用。

2. 锅内加水, 水开后放入茶树菇、鸡块、葱段、姜片、料酒, 开锅后再煮 15 分钟, 然后转小火煮约 20 分钟, 加盐调味即可。

营养功效: 高蛋白、低脂肪的茶树菇味道鲜美, 搭配富含优质蛋白质的鸡肉, 营养更加丰富, 孕妈妈食用有清热明目、增强人体免疫力的功效。

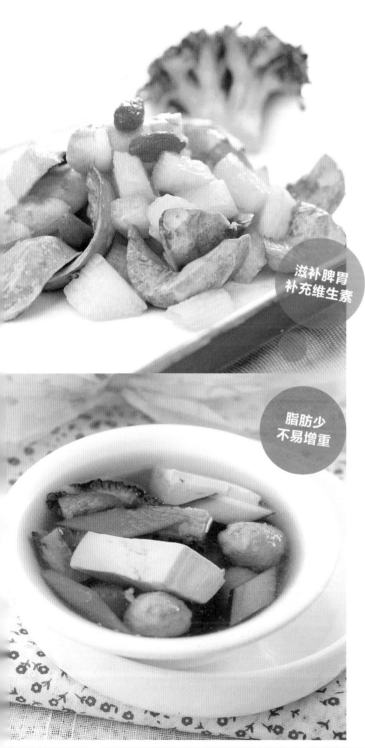

滋补脾胃
补充维生素

脂肪少
不易增重

软熘虾仁腰片

原料：山药丁 30 克，虾仁、猪腰各 100 克，枸杞子 5 克，蛋清、盐、酱油、料酒、淀粉、葱末、姜末、蒜末各适量。

做法：

1. 枸杞子用温水浸泡；山药丁炒熟；虾仁洗净，加淀粉、蛋清上浆；猪腰洗净，切片。

2. 油锅烧热，放葱末、姜末、蒜末炝锅，加猪腰片翻炒片刻，放入所有原料及调味料，熘炒至熟。

营养功效：软熘虾仁腰片鲜嫩润口、色泽美观，可补充钙及维生素，还能帮助孕妈妈滋补脾胃。

海参豆腐煲

原料：海参 4 只，猪肉末 200 克，豆腐 100 克，胡萝卜片、黄瓜片、葱段、姜片、盐、酱油、料酒各适量。

做法：

1. 剖开海参腹部，洗净体内腔肠，用沸水加料酒焯烫，捞起切条；猪肉末加盐、酱油、料酒做成丸子；豆腐切块。

2. 海参条放进锅内，加丸子、豆腐块、清水、葱段、姜片、盐、酱油、料酒煮至入味，最后加胡萝卜片和黄瓜片稍煮。

营养功效：海参补益效果明显，能提供优质的营养素，让胎宝宝更健壮。海参脂肪含量低，孕妈妈不用担心会长胖，与富含蛋白质的豆腐、猪肉末搭配，营养更丰富。

五彩山药虾仁

原料：山药 200 克，虾仁、豌豆荚各 50 克，胡萝卜半根，盐、香油、料酒各适量。

做法：

1. 山药、胡萝卜去皮，洗净，切成条，放入沸水中焯烫；虾仁洗净，用料酒腌 20 分钟，捞出；豌豆荚洗净。

2. 油锅烧热，放入山药条、胡萝卜条、虾仁、豌豆荚同炒至熟，加盐，淋香油即可。

营养功效：山药五彩虾仁中的蛋白质、维生素含量丰富，为胎宝宝器官的发育提供全面的营养。其中山药是高膳食纤维食物，饱腹感强，孕妈妈食用后有瘦身的效果。

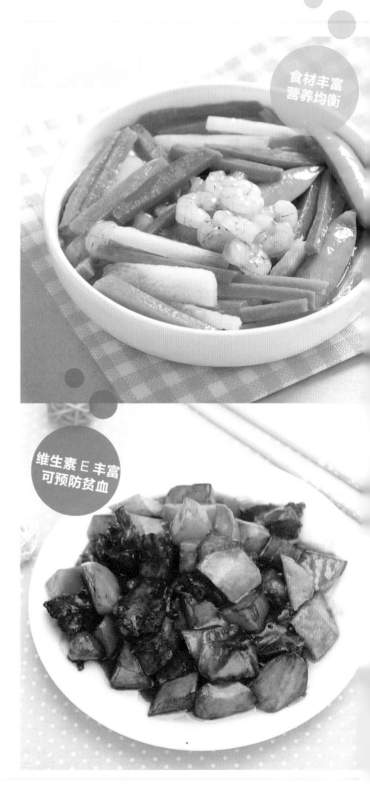

食材丰富
营养均衡

维生素 E 丰富
可预防贫血

土豆烧牛肉

原料：牛肉 150 克，土豆 100 克，盐、酱油、葱段、姜片各适量。

做法：

1. 将土豆去皮，切成滚刀块；牛肉洗净，切块，放入沸水中汆透。

2. 油锅烧热，放入葱段、姜片煸炒出香味后放入牛肉块，放盐、酱油和适量水，汤沸时撇净浮沫，改小火炖约 1 小时，最后放入土豆块炖熟即可。

营养功效：此菜富含碳水化合物、维生素 E、铁等营养成分，对贫血的孕妈妈有一定益处。

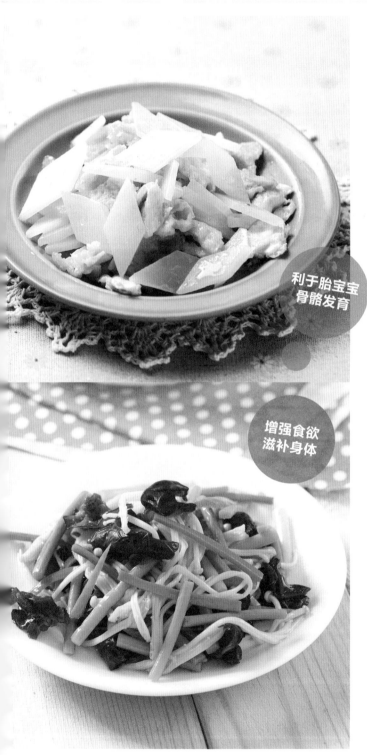

利于胎宝宝骨骼发育

增强食欲滋补身体

莴笋炒鸡蛋

原料：莴笋 1 根，鸡蛋 2 个，葱花、盐各适量。

做法：

1. 莴笋去皮，洗净，切菱形片；鸡蛋打散，备用。

2. 油锅烧热，放打散的鸡蛋液摊成鸡蛋饼，并用铲子切成块，盛出备用。

3. 用锅内余油爆香葱花，放莴笋片翻炒，将熟时放入炒好的鸡蛋块，加盐炒匀即可。

营养功效：莴笋炒鸡蛋富含蛋白质、维生素、钙、铁等营养素，在补充营养的同时可以促进胎宝宝的骨骼发育。其中莴笋热量低，可熬汤、煮粥、炒食，适合超重的孕妈妈食用。

四色什锦

原料：胡萝卜、金针菇各 100 克，木耳、蒜薹各 30 克，葱末、姜末、白糖、醋、香油、盐各适量。

做法：

1. 金针菇去老根，洗净，用开水焯烫，沥干；蒜薹洗净，切段；胡萝卜洗净、切丝；木耳洗净，撕小朵。

2. 油锅烧热，放葱末、姜末炒香，放胡萝卜丝翻炒，放木耳、白糖、盐调味。

3. 放金针菇、蒜薹段，翻炒几下，淋上醋、香油即可。

营养功效：四色什锦色香味俱全，能增强孕妈妈的食欲。其中的四种食材热量都较低，孕妈妈可放心食用，滋补身体的同时不会使体重飙升。

孕9月

长胎不长肉这样做

进入了孕9月，孕妈妈的不适感更强烈了，这是身体在为胎宝宝出生做准备，但是孕妈妈依然要坚持补充铁、钙等营养素，以满足胎宝宝的生长需要。

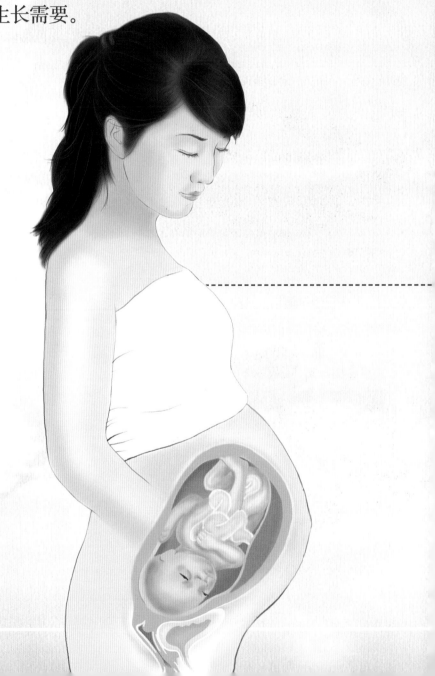

养胎瘦身这样做

胎宝宝现在是"随时待命"准备出生了。对孕妈妈来说，此时体重增加速度非常快，稍不注意体重就超重，所以孕妈妈要适当减少脂肪摄入，以防胎宝宝太胖而增加顺产难度。

1. 本月补锌，对胎宝宝出生有益

锌可以在分娩时促进子宫收缩，使子宫产生强大的收缩力，将胎宝宝推出子宫。孕妈妈最好在本月就开始适当摄入含锌食物，到分娩时就能动用体内的锌储备了。孕妈妈每天摄入锌的推荐量为 11.5~16.5 毫克。

动物性食物含锌较高，如瘦肉、猪肝、蛋黄、鱼肉等；海产品中尤其是牡蛎的含锌量也很高；植物性食物中花生、芝麻、大豆、核桃、粗面粉等也是锌的可靠来源。

2. 大量喝水体重也会飙升

孕晚期，孕妈妈会经常觉得口渴，这是很正常的孕晚期现象。可以适度饮水，最好小口多次喝水，这样既不会影响正常进食，也不会增加肾脏负担，避免引发水肿。水肿的直接表现是孕妈妈的体重飙升，这种增重会影响孕妈妈的健康和胎宝宝的发育。因此，孕妈妈为避免水肿，除了饮食少盐外，还要适量喝水。

体重计划

本月每周体重增加不宜超过 400 克，孕妈妈要控制饮水量，适量吃零食。

3. 坚果吃多了容易引起体重飙升

坚果富含蛋白质、油脂、矿物质和维生素。多数坚果有益于孕妈妈和胎宝宝的身体健康，但因其脂肪含量比较多，吃太多坚果会导致热量摄入过多，进而引起脂肪堆积，不仅胎宝宝没有因此多吸收营养，孕妈妈的体重还会直线上升，不利于以后顺利分娩，所以孕妈妈每天食用坚果量以不超过 30 克为宜。

4. 孕晚期运动有助于降血糖

孕晚期，是妊娠糖尿病的高发期，此时适当运动，不但有利于控制血糖，还可防止妊娠期体重过度增加，对孕妈妈和胎宝宝的健康都有利。患糖尿病的孕妈妈应选择比较舒缓、有节奏的运动项目，如散步、缓慢的体操、太极拳等。此外，孕妈妈要注意餐次分配。少吃多餐，将每天应摄取的食物分成五六餐。特别要避免晚餐与隔天早餐的时间间隔过长，可在睡前吃些点心。

养胎瘦身的明星食材

越临近分娩，孕妈妈越应注意饮食规律和饮食安全，防止发生过敏、食物中毒等现象，可以吃一些清淡的食物。

茭白 (110 千焦)

茭白味道鲜美，含较多的碳水化合物、蛋白质等，营养价值较高，能补充孕妈妈所需的营养物质，有强健身体的作用。茭白热量低，孕妈妈常吃也不会体重超重。

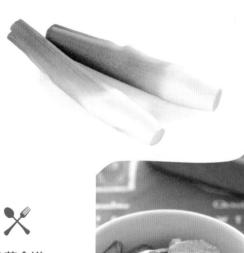

推荐食谱
鱼香茭白
低热量 高蛋白
（见 P131）

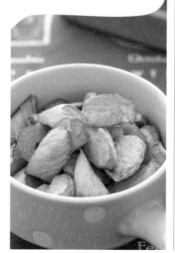

黄豆芽 (198 千焦)

黄豆芽富含维生素 C 和蛋白质，且脂肪含量低，营养不增重；具有美容、排毒、抗氧化、增强机体免疫力的作用，能满足孕妈妈的营养需要。

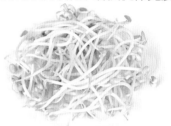

推荐食谱
冬笋拌豆芽
低脂肪 高维生素 C
（见 P131）

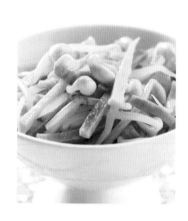

猪肝 (540 千焦)

猪肝中铁含量极高，是很好的补铁食物。猪肝还富含蛋白质、维生素 A、维生素 C 等营养素，对孕妈妈有保健作用，对胎宝宝视觉发育也有好处。

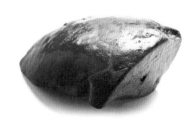

红薯 (427 千焦)

红薯主要的营养素是胡萝卜素、维生素 C，其中含有的膳食纤维有助于排便，能缩短食物中有毒物质在肠道内的滞留时间，同时对孕妈妈控制体重有帮助。

芋头 (236 千焦)

芋头营养丰富，主要的营养素是胡萝卜素、钙、钾、磷，且口感细软，有增强孕妈妈免疫力、美容养颜、乌黑头发、解毒通便的功效。孕妈妈适量食用，滋补身体的同时不会使体重过多增长。

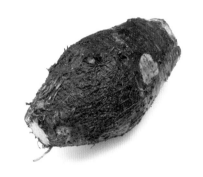

芋头含丰富的维生素和矿物质，孕妈妈食用可以保护牙齿、增强抵抗力。

洋葱 (169 千焦)

洋葱具有很好的保健功效，其富含硒、磷、钙等营养素，具有防癌抗衰老、刺激食欲、帮助消化的作用。洋葱不含脂肪，热量也较低，适合胃口不佳的孕妈妈适量食用。

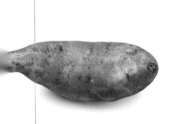

↓19.3%

孕晚期的孕妈妈，每天蛋白质需求量要比孕前多 20 克。猪肝中蛋白质的含量较高，为 19.3%，孕妈妈可适量补充。

推荐食谱
洋葱炒牛肉
低热量 高硒
（见 P135）

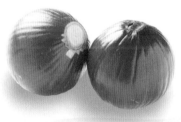
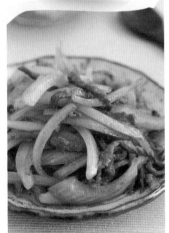

孕 9 月胎宝宝发育营养需求

为了能顺利生产，这个月需重点补充维生素 K、维生素 B$_2$、锌等营养素。

• **维生素 K**：维生素 K 是影响骨骼和肾脏组织形成的重要物质，参与一些凝血因子的合成，有防止出血的作用，因此维生素 K 有"止血功臣"的美称。而维生素 K 缺乏会使引起新生儿颅内、消化道出血等。富含维生素 K 的食物有菜花、白菜、菠菜、莴笋、西蓝花、紫甘蓝、奶酪、动物肝脏和谷类食物等。

养胎瘦孕食谱

四季豆焖面

原料：四季豆 200 克，面条 80 克，酱油、料酒、葱末、姜末、蒜末、盐、香油各适量。

做法：

1. 四季豆洗净，切段。

2. 油锅烧热后炒四季豆段，放入酱油、盐、料酒、葱末、姜末，少量放水炖熟四季豆段。

3. 把面条煮八成熟，均匀放在四季豆段表面，盖上锅盖，调至小火焖十几分钟。

4. 收汤后搅拌均匀，放蒜末、香油即可。

营养功效：四季豆可以促进脂肪代谢，有一定的减肥效果。

四季豆含有有毒物质，生吃会中毒，所以吃四季豆前一定要将四季豆煮熟。

促进脂肪代谢

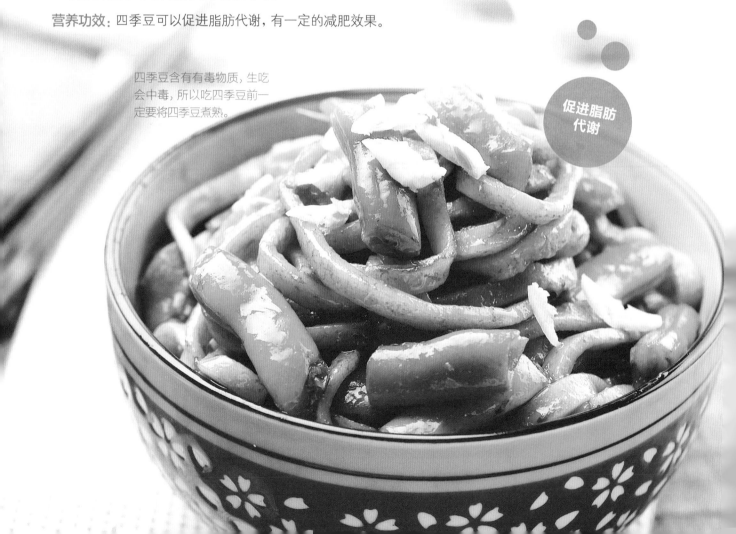

冬笋拌豆芽

原料：冬笋 150 克，黄豆芽 100 克，火腿 25 克，香油、盐各适量。

做法：

1. 黄豆芽洗净，焯烫，过冷水；火腿切丝，备用；冬笋洗净，切成细丝，焯烫，过冷水，沥干。

2. 将冬笋丝、黄豆芽、火腿丝一同放入盘内，加盐、香油，搅拌均匀即可。

营养功效：冬笋拌豆芽是一道热量较低的凉拌菜，不易增重。

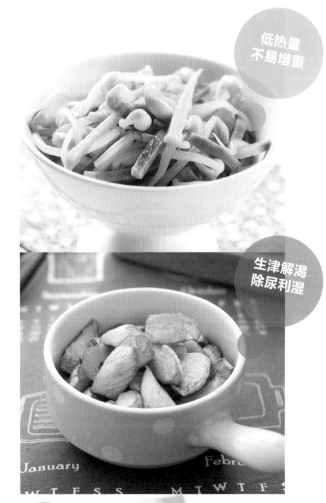

低热量
不易增重

生津解渴
除尿利湿

鱼香茭白

原料：茭白 4 根，料酒、醋、水淀粉、酱油、姜丝、葱花各适量。

做法：

1. 茭白去外皮，洗净，切块；料酒、醋、水淀粉、酱油、姜丝、葱花调和成调味汁。

2. 油锅烧热，放入茭白炸至表面微微焦黄，捞出沥干。

3. 油锅留少量油，放入茭白和调味汁翻炒均匀，收汁即可。

营养功效：茭白口感鲜嫩，有生津止渴、利尿除湿的功效。

猪瘦肉菜粥

原料：大米 80 克，猪瘦肉丁 20 克，青菜 60 克，酱油、盐各适量。

做法：

1. 大米洗净；青菜洗净，切碎。

2. 油锅烧热，倒入猪瘦肉丁翻炒，再加入酱油、盐，加入适量水，将大米放入锅内，煮熟后加入青菜碎，煮至熟烂为止。

营养功效：此粥营养丰富且易吸收，保证胎宝宝发育健康。

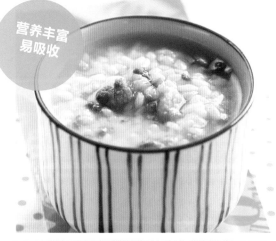

营养丰富
易吸收

里脊肉炒芦笋

原料：猪里脊肉 150 克，芦笋 3 根，蒜 4 瓣，木耳 10 克，水淀粉、盐各适量。

做法：

1. 芦笋洗净，切段；蒜切末；木耳泡发，洗净，撕成小朵；猪里脊肉洗净，切成条状，尽量和芦笋段一样粗细。

2. 油锅烧热，放入蒜末炒香，然后放入猪里脊肉丝、芦笋段、木耳翻炒均匀。

3. 加盐略炒，用水淀粉勾芡即可。

营养功效：这道菜营养价值高，能平衡孕妈妈摄入的热量。其中芦笋是一种低糖、低脂肪和高维生素的食物，富含硒元素，可增加孕妈妈身体抵抗力。

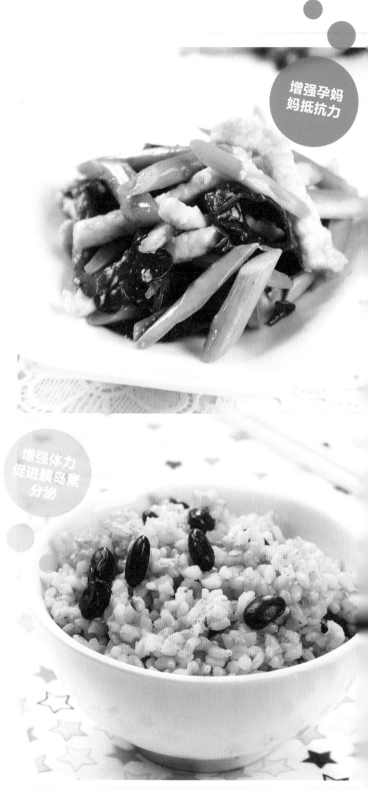

增强孕妈妈抵抗力

黑豆饭

原料：黑豆 40 克，糙米 100 克。

做法：

1. 黑豆、糙米分别洗净，放在大碗里泡 4 小时。

2. 将黑豆、糙米、泡米水一起倒入电饭锅焖熟即可。

营养功效：糙米含大量的 B 族维生素，与其他主食一起食用，可保证营养均衡。

增强体力促进胰岛素分泌

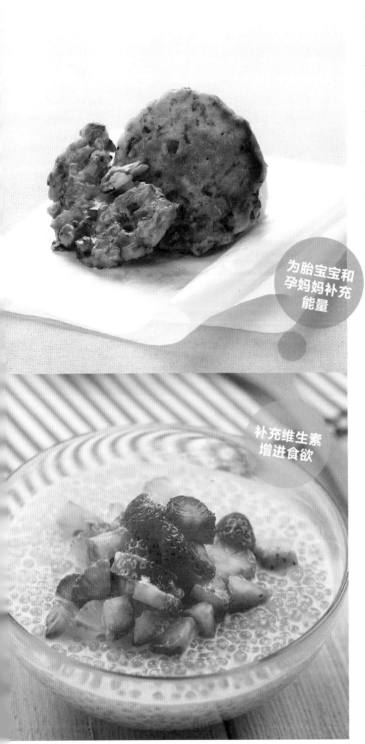

为胎宝宝和孕妈妈补充能量

补充维生素增进食欲

菠菜鸡蛋饼

原料：面粉 150 克，鸡蛋 2 个，菠菜 50 克，火腿 1 根，盐、香油各适量。

做法：

1. 面粉倒入大碗中，加适量温水，再打入 2 个鸡蛋，搅拌均匀，成蛋面糊；菠菜焯水沥干后切碎；火腿切小丁。

2. 菠菜碎和火腿丁倒入蛋面糊里，加入适量盐、香油，混合均匀。

3. 油锅烧热，倒入蛋面糊煎至两面金黄即可。

营养功效：菠菜鸡蛋饼中碳水化合物含量丰富，可为孕妈妈和胎宝宝补充能量。

牛奶草莓西米露

原料：西米 70 克，牛奶 250 毫升，草莓 3 个，蜂蜜适量。

做法：

1. 将西米放入沸水中煮到中间剩下个小白点，关火闷 10 分钟。

2. 将闷好的西米加入牛奶一起冷藏半小时。

3. 把草莓洗净，切块，和牛奶、西米拌匀，加入适量的蜂蜜调味即可。孕妈妈食用时要常温食用。

营养功效：牛奶草莓西米露中的营养丰富，既能为孕妈妈补钙，又可补充维生素，增进食欲，改善孕妈妈皮肤状态。

什锦粥

原料：大米 50 克，绿豆、红豆、黑豆各 10 克，核桃仁、葡萄干各适量。

做法：

1. 大米淘洗干净；绿豆、红豆、黑豆洗净，提前浸泡 2 小时。

2. 先将各种豆放入盛有适量水的锅中，煮至六成熟，加入大米，小火熬粥。

3. 粥将熟时把核桃仁、葡萄干放入粥中稍煮。

营养功效：什锦粥中锌、铜含量丰富，有助于孕妈妈顺利分娩。其中绿豆有清热解毒、降血脂的作用；黑豆中膳食纤维含量高，可促进肠胃蠕动，预防便秘，帮助孕妈妈避免体重超重。

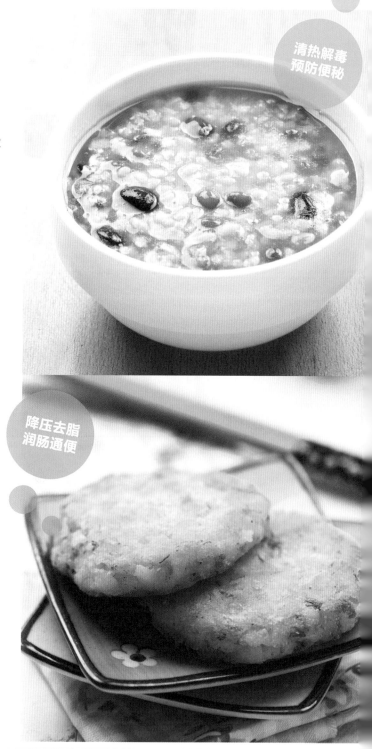

清热解毒
预防便秘

降压去脂
润肠通便

田园土豆饼

原料：土豆 200 克，青椒 50 克，沙拉酱、淀粉各适量。

做法：

1. 土豆洗净，去皮，切块；青椒洗净，切末。

2. 土豆块煮熟，压成土豆泥。

3. 青椒末、沙拉酱倒入土豆泥中拌匀。

4. 将土豆泥捏成小饼，将做好的饼坯裹上一层淀粉。

5. 饼坯入油锅煎至两面金黄即可。

营养功效：香喷喷又营养丰富的田园土豆饼是多数孕妈妈喜爱的食品，有降血压、降血脂、润肠通便的功效。孕妈妈可以少放些沙拉酱，避免摄入过多热量。

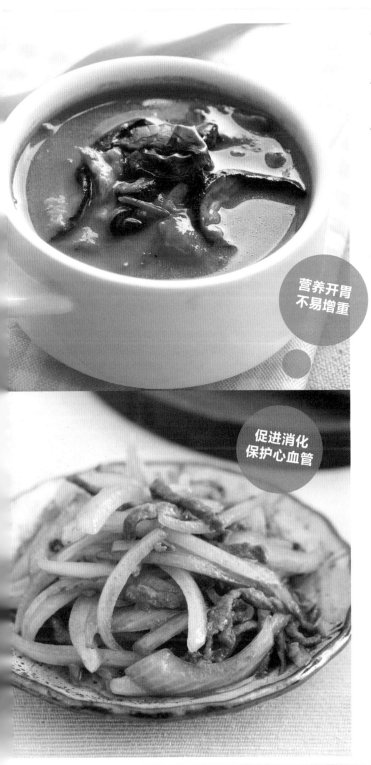

西红柿培根蘑菇汤

原料：西红柿 150 克，培根 50 克，蘑菇、面粉、牛奶、紫菜、盐各适量。

做法：

1. 培根切碎；西红柿去皮后搅打成泥，与培根拌成西红柿培根酱；蘑菇洗净，切片；紫菜撕碎。

2. 锅中加面粉煸炒，放入蘑菇片、牛奶和西红柿培根酱，加水调成适当的稀稠度，加盐调味，撒上紫菜即可。

营养功效：西红柿培根蘑菇汤含有丰富的蛋白质、锌、钙等营养成分，营养又开胃，美味且不易增重。

营养开胃
不易增重

促进消化
保护心血管

洋葱炒牛肉

原料：牛肉 150 克，洋葱 100 克，鸡蛋（取蛋清）1 个，酱油、盐、白糖、水淀粉各适量。

做法：

1. 牛肉洗净，切丝；洋葱去皮，洗净，切丝。

2. 牛肉丝中加入蛋清、盐、白糖、水淀粉腌制片刻。

3. 油锅烧热，放入牛肉丝、洋葱丝煸炒，调入酱油，加盐调味即可。

营养功效：牛肉中富含铁和蛋白质，可满足胎宝宝的营养需求；洋葱含硒丰富，有防癌功效，孕妈妈适量食用，还可以提神、促进消化和保护心血管健康。

红薯山药小米粥

原料：红薯 1 个，山药 100 克，小米 50 克。

做法：

1. 红薯、山药分别去皮，洗净，切小块；小米洗净，浸泡片刻。

2. 清水开锅后把小米、红薯块和山药块入锅一起煮至熟烂即可。

营养功效：山药味甘，性温，能健脾益胃、助消化；小米味甘，补脾胃，治疗消化不良、肢体乏力等，可强健身体，让孕妈妈拥有好胃口；红薯热量较低，口感香甜，孕妈妈食用后，不用担心会发胖。

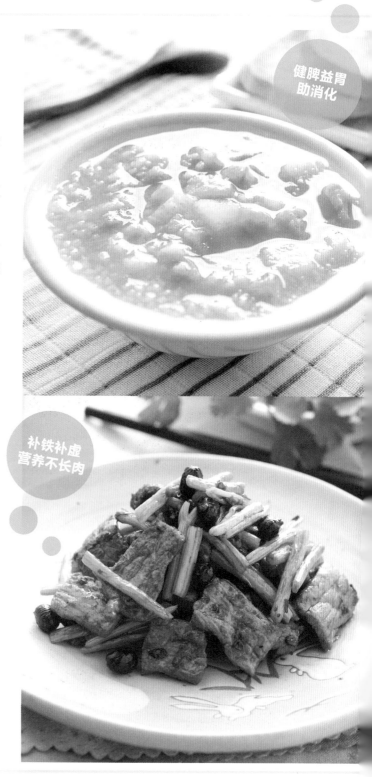

健脾益胃
助消化

补铁补虚
营养不长肉

香豉牛肉片

原料：牛肉 200 克，芹菜 100 克，鸡蛋清 1 个，姜末、盐、豆豉、淀粉、高汤各适量。

做法：

1. 牛肉洗净，切片，加盐、鸡蛋清、淀粉拌匀；芹菜择洗干净，切段。

2. 将油锅烧热，放入牛肉片滑散至熟，捞出。

3. 锅中留底油，放入豆豉、姜末略煸，倒入芹菜段翻炒，放入高汤和牛肉片炒至熟透。

营养功效：富含蛋白质的牛肉与热量较低的芹菜、胡萝卜搭配，营养不增长，而且特别适合需要补铁、补虚的孕妈妈。

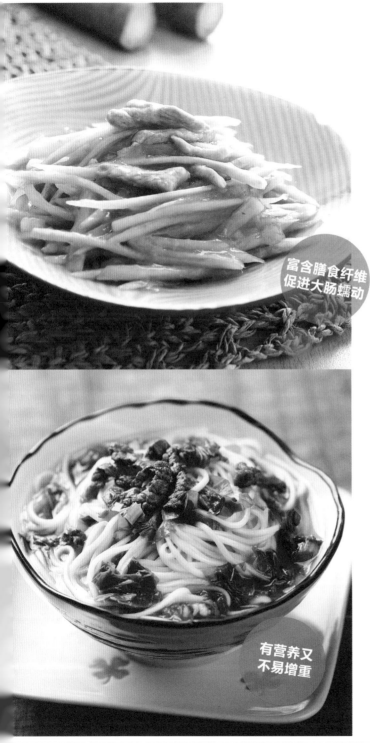

富含膳食纤维
促进大肠蠕动

有营养又
不易增重

牛蒡炒肉丝

原料：牛蒡 200 克,猪瘦肉 100 克,鸡蛋 1 个,葱末、盐、醋、水淀粉各适量。

做法：

1. 鸡蛋打成鸡蛋液；猪瘦肉洗净,切成丝,加盐、鸡蛋液、水淀粉拌匀；牛蒡洗净,切丝。

2. 油锅烧热,倒入猪瘦肉丝炒散,盛出。

3. 锅内留底油,放葱末炒香,倒入牛蒡丝翻炒,再加入猪瘦肉丝炒匀,加醋、盐调味,用水淀粉勾芡即可。

营养功效：牛蒡中的膳食纤维可以促进大肠蠕动,建议孕妈妈常吃牛蒡,不用担心体重会增加太多。

雪菜肉丝汤面

原料：面条 100 克,猪肉丝 100 克,雪菜 20 克,酱油、盐、料酒、葱花、姜末、高汤各适量。

做法：

1. 雪菜洗净,浸泡 2 小时,捞出沥干,切碎末；猪肉丝洗净,加料酒拌匀。

2. 油锅烧热,放入葱花、姜末、猪肉丝煸炒,猪肉丝变色再放入雪菜末翻炒,放料酒、酱油、盐,拌匀盛出。

3. 煮熟面条,舀入适量高汤,把炒好的雪菜肉丝覆盖在面条上即成。

营养功效：雪菜肉丝汤面易消化,能为孕妈妈提供热量和营养,又不会使孕妈妈增重过多。

鸡肉扒小白菜

原料: 小白菜 300 克, 鸡胸肉 200 克, 牛奶、盐、葱花、淀粉、料酒各适量。

做法:

1. 小白菜去根、洗净, 切段, 用开水焯烫; 鸡胸肉洗净, 切条, 放入开水中余烫。

2. 油锅烧热, 放入葱花炝锅, 放入鸡胸肉条, 加入盐、料酒、小白菜段、牛奶用大火烧开, 再用淀粉勾芡。

3. 小白菜铺在盘底, 摆上鸡胸肉即可。

营养功效: 鸡胸肉含有丰富的蛋白质、钙、磷、铁、烟酸和维生素 C, 营养充足又能安抚孕妈妈的焦虑情绪; 小白菜味道清香, 可润泽皮肤、强身健体, 适合体重超重的孕妈妈经常食用。

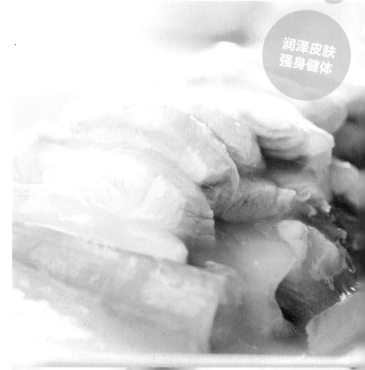

润泽皮肤
强身健体

草菇烧芋圆

原料: 芋头 120 克, 鸡蛋 2 个, 草菇 150 克, 面粉、面包糠、酱油、盐、葱花各适量。

做法:

1. 芋头去皮, 洗净, 煮熟捣烂; 鸡蛋磕入碗中, 搅匀; 草菇洗净, 切块。

2. 将芋泥与面粉混合, 做成芋圆, 裹上鸡蛋液, 蘸面包糠, 放入热油锅炸至金黄色, 捞出沥油。

3. 锅烧热, 加入芋圆与草菇块, 倒入适量水, 加酱油、盐, 撒葱花炖煮至熟即可。

营养功效: 草菇烧芋圆口感嫩滑, 营养不易增重, 是孕妈妈很喜欢的美味加餐。

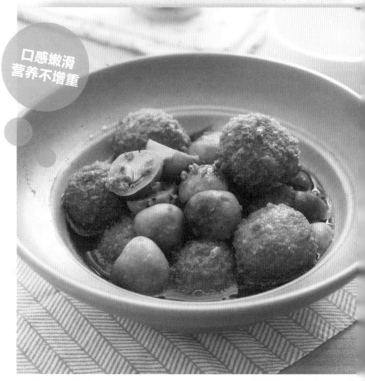

口感嫩滑
营养不增重

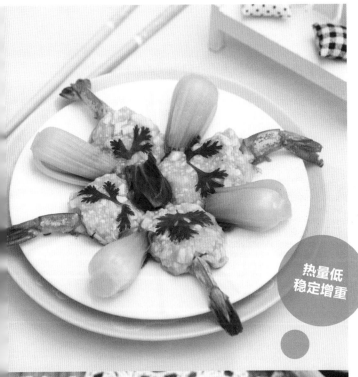

热量低
稳定增重

琵琶豆腐

原料：豆腐 100 克，虾 4 只，油菜 4 棵，鸡蛋 1 个，香油、酱油、蚝油、淀粉、白糖、盐、姜片、香菜叶各适量。

做法：

1. 虾取肉，加盐略腌；豆腐拍烂，抱住虾肉做成琵琶豆腐；油菜洗净，焯熟。

2. 琵琶豆腐上锅蒸 5 分钟后取出，撒适量淀粉，蘸上蛋清，炸至微黄色盛起。

3. 另起油锅，爆香姜片，加淀粉、酱油、香油、蚝油、白糖、盐勾芡，煮沸后淋在琵琶豆腐上，加以油菜摆盘，点缀香菜叶即可。

营养功效：豆腐和虾都是热量较低的食物，利于孕妈妈保持体重的稳定增长。

香菇豆腐汤

原料：豆腐 100 克，香菇、冬笋、虾仁各 50 克，葱段、姜末、盐、香油各适量。

做法：

1. 将豆腐切小块；香菇洗干净，浸泡，切丁；虾仁洗净，切丁；冬笋去皮，洗净，切丁。

2. 油锅烧热，爆香葱段、姜末，放入冬笋丁、虾仁丁翻炒，加适量水，烧沸。

3. 加入豆腐块、香菇丁，再次烧沸，加盐调味，淋上香油即可。

营养功效：香菇豆腐汤食材丰富，味道鲜美。其中香菇有降血压、降胆固醇的作用，可以预防妊娠高血压疾病。

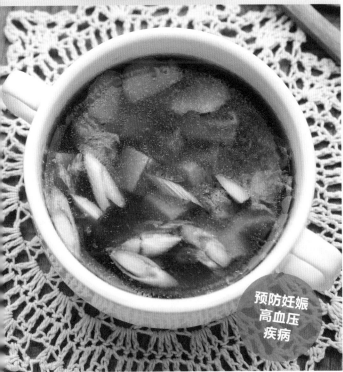

预防妊娠
高血压
疾病

孕10月

长胎不长肉这样做

到了孕 10 月，孕妈妈在控制体重和饮食方面都不能马虎。在控制饮食的同时，也要保证胎宝宝摄取足够的营养，蛋白质、维生素、矿物质都不能少。

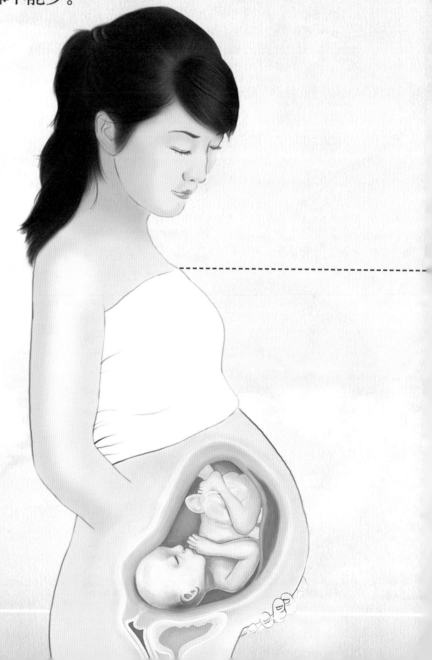

养胎瘦身这样做

　　10 个月孕期马上就要结束了，孕妈妈要为迎接宝宝储存体力，因此本月的饮食要做到清淡、高热量，并且配合规律饮食，但是不要忽视对体重的控制，一定要为胎宝宝降生营造一个好的生育条件。

1. 低脂肪、高蛋白食物补体力又不长胖

　　这是孕期的最后一个月，孕妈妈的体重会达到最高点，不过这个月初期还是需要控制体重的。在逐渐临近孕产期时，孕妈妈可以适当放松对体重的控制，但是也不能暴饮暴食，应当以增加体力为重，可以吃脂肪含量较少、蛋白质含量高的食物，如鸡肉、鸭肉、鱼肉等食材。

2. 分娩当天再选择高热量食物

　　分娩当天吃的食物应以能快速补充体力的食物为优，可以选择能够快速吸收、消化的高糖或淀粉类食物，如巧克力、木瓜等食物都是产前补充体力的优选食材。这一天孕妈妈不用担心热量摄入过多，因为分娩将会消耗大量的能量，孕妈妈摄入的热量基本都会被消耗掉。

3. 继续坚持少食多餐

　　进入怀孕的最后 1 个月了，孕妈妈的肠道很容易受到压迫，从而引起便秘或腹泻，导致营养吸收不良或者营养流失，所以，一定要增加进餐的次数，每次少吃一些，而且应吃一些口味清淡、容易消化的食物。同时，少食多餐能够更好地帮助孕妈妈控制每天的摄入总量，避免摄入不必要的热量，导致脂肪堆积。

4. 喝低糖饮料也会长胖

　　孕妈妈有时候会嘴馋，想要喝饮料，又怕摄入糖分过多，就选用无糖或低糖饮料。其实绝大多数无糖、低糖饮料中虽然没有或者少量添加蔗糖，但有很多代糖物质、添加剂及色素，孕妈妈喝了还是会长胖，而且不利于自己和胎宝宝的健康。

体重计划
本月每周体重增加不宜超过 400 克，孕妈妈应避免天天喝浓汤，以免给分娩造成困难。

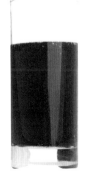

养胎瘦身的明星食材

前 9 个月孕妈妈都辛苦地挺过来了，最后一个月一定要坚持，尤其在饮食上，一定要格外留意，食用些增强体力的食物，有利于保证顺利分娩，但不要暴饮暴食。

木耳（88 千焦）

木耳有活血、养胃、润肠道、降血脂的功效，孕妈妈适量食用可以促进自身的血液循环，还能缓解情绪，预防贫血，增强自身和胎宝宝的免疫力；而且木耳吃法多样，煮粥、熬汤、拌凉菜均可。

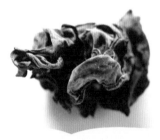

推荐食谱
鲤鱼木耳汤
低热量 高营养
（见 P152）

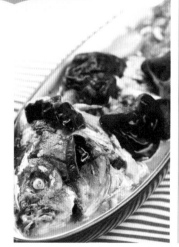

樱桃（194 千焦）

樱桃营养价值非常高，含有丰富的铁元素，有利生血，并含有磷、镁、钾，其胡萝卜素的含量比苹果高出 4~5 倍，可增强体质，健脑益智，是孕妈妈健康不易增重的理想水果。

推荐食谱
银耳樱桃粥
低热量 高铁
（见 P153）

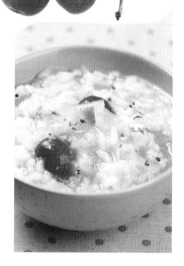

芒果（146 千焦）

芒果有"热带水果之王"的称号，其果肉多汁，酸甜可口，可以解渴生津。芒果还含有丰富的膳食纤维，可以促进肠胃蠕动，帮助排便，可帮助孕妈妈控制体重。

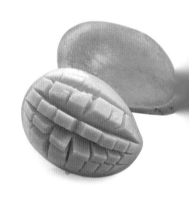

豌豆（465 千焦）

豌豆中含有大量的优质蛋白质，能够增强孕妈妈的机体抗病能力。豌豆还富含膳食纤维和维生素 C，有降血压、抗过敏的功效，因为食用后易产生饱腹感，适合孕妈妈食用，可以避免摄入过多食物。

鸭血（452 千焦）

鸭血主要的营养素有蛋白质、铁、磷、钠、钾，是含铁量较高的动物血，并以血红素铁的形式存在，容易被人体吸收利用，是孕妈妈补铁的理想食材。鸭血热量不高，适合孕妈妈控制体重。

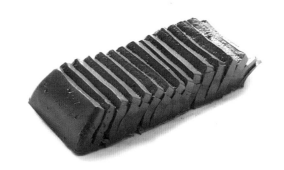

孕妈妈食用鸭血，可以增强自身和胎宝宝的抵抗力，促进胎宝宝的智力发育。

黄花鱼（414 千焦）

黄花鱼肉质鲜嫩，营养丰富且易于被消化吸收，被孕妈妈食用后有补血益气、止血凉血、补虚强身的功效，对胎宝宝大脑发育也有好处。为了避免摄入过多热量，孕妈妈最好不食用油炸的黄花鱼。

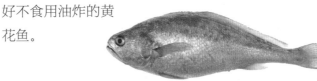

推荐食谱
黄花鱼炖茄子
低脂肪　高蛋白
（见 P150）

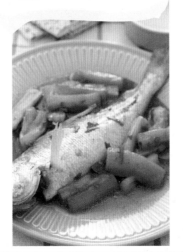

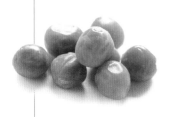

⌄**8.3%**

芒果中的碳水化合物约占 8.3%，而碳水化合物可以帮助胎宝宝储存脂肪。

孕 10 月胎宝宝发育营养需求

孕 10 月，由于胎宝宝生长得更快，孕妈妈需要的营养也达到高峰期。为此，孕妈妈的膳食应多样化，保证营养和热量的供给。

• 磷：孕妈妈要保证每天摄入 2 克左右的磷，1 杯牛奶加 1 个鸡蛋就可以满足身体对磷的需要。除此之外，鱼、肉、豆类中也含有丰富的磷。

• 铜：为了减少胎膜早破的危害，孕晚期孕妈妈应增加铜的摄入。含铜较多的食物有牡蛎、坚果、绿叶蔬菜及动物肝脏等。

养胎瘦孕食谱
玉米鸡丝粥

原料: 鸡肉、大米、玉米粒各 50 克, 芹菜 20 克, 盐适量。

做法:

1. 大米、玉米粒洗净; 芹菜洗净, 切丁; 鸡肉洗净, 煮熟后捞出, 撕成丝。

2. 大米、玉米粒、芹菜丁放入锅中, 加适量清水, 煮至快熟时加入鸡肉丝, 煮熟后加盐调味即可。

营养功效: 玉米鸡丝粥营养不增重, 孕妈妈食用有祛湿解毒、润肠通便的功效, 清香的口感还能帮助孕妈妈缓解紧张感。

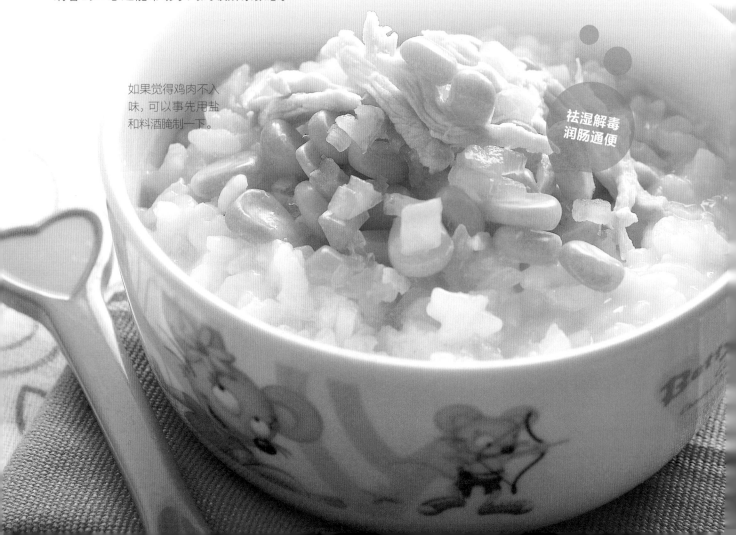

如果觉得鸡肉不入味, 可以事先用盐和料酒腌制一下。

祛湿解毒
润肠通便

奶香玉米饼

原料：鸡蛋 2 个（取蛋黄），面粉、玉米粒各 100 克，淡奶油 40 克，盐、薄荷叶各适量。

做法：

1. 将蛋黄、面粉、玉米粒、淡奶油、盐混合，加水，分 4 份，揉成饼。

2. 用电饼铛烙熟，切成两半，用薄荷叶装饰即可。

营养功效：容易被人体吸收，可以缓解孕妈妈的便秘症状。

素炒豆苗

原料：豆苗 400 克，高汤、白糖、盐各适量。

做法：

1. 将豆苗洗净，捞出沥水。

2. 油锅置火上烧热，放入豆苗迅速翻炒，再放盐、白糖，加入高汤炒匀即可。

营养功效：此菜清淡爽口，营养开胃。孕妈妈食用可以增加维生素的摄入量。

鲜蔬小炒肉

原料：鸡腿菇 100 克，五花肉 80 克，蚕豆 50 克，红椒丝、蒜、白糖、生抽、香油、盐各适量。

做法：

1. 五花肉、鸡腿菇洗净，切片；蒜切碎，剁成蒜蓉；锅中加适量水、盐，放鸡腿菇片、蚕豆焯水。

2. 锅烧热，不放油，干煸五花肉片，出油后倒入蒜蓉翻炒，放鸡腿菇片和蚕豆，加生抽、白糖、红椒丝翻炒，加盐调味，淋香油即可。

营养功效：此菜营养均衡，能满足孕妈妈饮食多样性的需要。

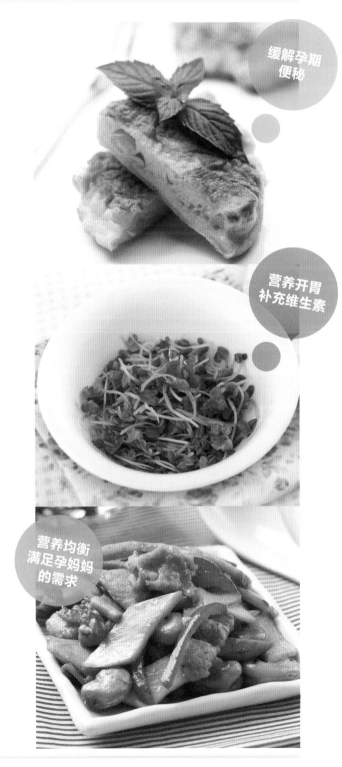

缓解孕期便秘

营养开胃补充维生素

营养均衡满足孕妈妈的需求

冬瓜腰片汤

原料： 冬瓜 100 克，猪腰 50 克，淮山药、黄芪各 2 克，香菇 2 朵，鸡汤、姜片、葱段、盐各适量。

做法：

1. 冬瓜洗净，去瓤，削皮切片；香菇洗净切片；猪腰处理干净，切片、切花刀，用热水汆烫。

2. 将鸡汤倒入锅中加热，先放姜片、葱段、黄芪、淮山药、冬瓜片，中火煮 40 分钟，再放猪腰片、香菇片，煮熟后加盐调味即可。

营养功效： 冬瓜腰片汤营养健康，冬瓜有清热、消肿、健脾、降压的作用，孕妈妈食用可以有效地预防妊娠高血压疾病。

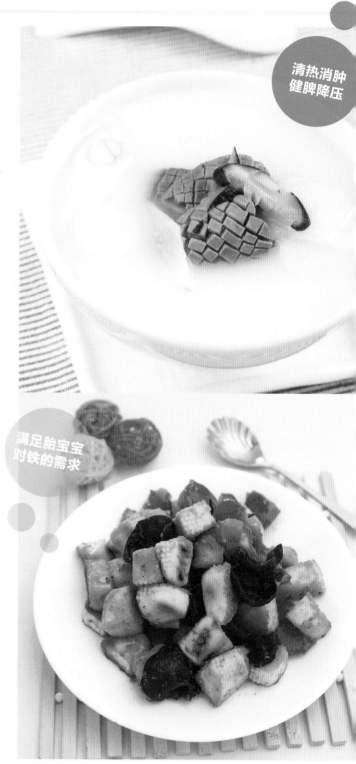

清热消肿
健脾降压

满足胎宝宝
对铁的需求

炒馒头

原料： 馒头 1 个，木耳 10 克，西红柿 100 克，盐适量。

做法：

1. 将馒头切成小块；木耳泡发、洗净、切小块；西红柿洗净、切小块。

2. 将锅加热，刷油，馒头块倒入锅中用小火烘至外皮微黄酥脆，盛出备用。

3. 放入木耳块翻炒，再加西红柿块和少许水（以免粘锅），最后加盐和馒头块翻炒均匀即可。

营养功效： 将馒头与蔬菜一同炒食，营养健康，还能避免孕妈妈摄入过多热量，其中木耳和鸡蛋富含铁，可满足胎宝宝对铁的需求。

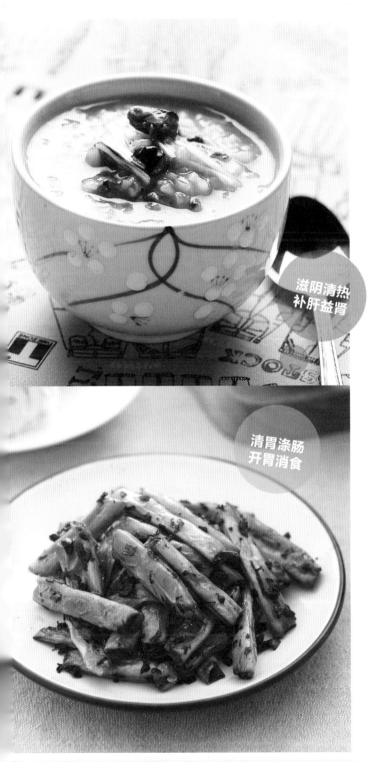

滋阴清热
补肝益肾

清胃涤肠
开胃消食

乌鸡糯米粥

原料：乌鸡腿 1 只，糯米 50 克，葱白、盐各适量。

做法：

1. 乌鸡腿洗净，切成块，汆烫洗净，沥干；葱白切细丝。

2. 乌鸡腿块加水熬汤，大火烧开后转小火，煮 15 分钟，倒入糯米，煮开后转小火煮。

3. 待糯米煮熟后，加入盐调味，最后放入葱白丝焖一会。

营养功效：乌鸡糯米粥有滋阴清热、补肝益肾的功效。乌鸡肉脂肪较少，不易增重，且营养丰富，适合孕妈妈孕晚期食用。

橄榄菜炒四季豆

原料：四季豆 400 克，橄榄菜 50 克，葱花、盐、香油各适量。

做法：

1. 将四季豆洗净，切段；橄榄菜切碎。

2. 油锅烧热，爆香葱花，放入四季豆和橄榄菜翻炒。

3. 快要炒熟时，用盐、香油调味即可。

营养功效：四季豆富含膳食纤维，可促进孕妈妈肠胃蠕动，起到清胃涤肠的作用，很适合便秘的孕妈妈食用；橄榄菜富含蛋白质、铁，有开胃消食、帮助消化的作用。

西米火龙果

原料：西米 50 克，火龙果 1 个，糖适量。

做法：

1. 将西米洗净，放入清水中煮至透明；火龙果对半剖开，挖出果肉切成小粒。

2. 锅中注入清水，加入糖、西米、火龙果粒一起煮开，盛入碗中即可。

营养功效：西米可以健脾、补肺、化痰；火龙果有解重金属毒、抗氧化、抗自由基、抗衰老的作用，还能降低孕期抑郁症的发生概率。西米火龙果作为孕妈妈的加餐，热量低，不用担心体重飙升。

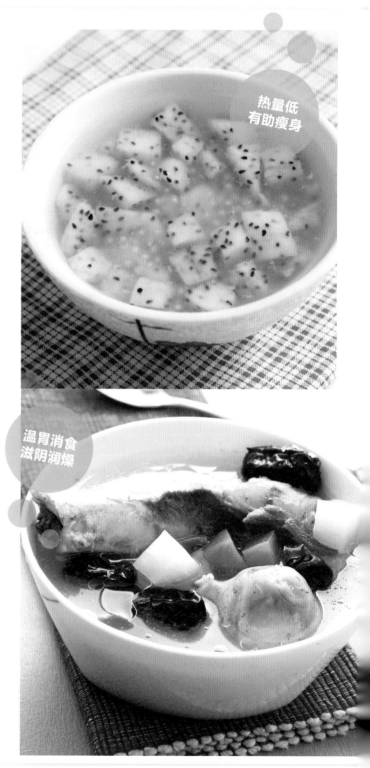

热量低
有助瘦身

温胃消食
滋阴润燥

猪骨萝卜汤

原料：猪棒骨 200 克，白萝卜、胡萝卜各 50 克，陈皮 5 克，红枣 5 颗，盐适量。

做法：

1. 猪棒骨洗净，用热水汆烫；白萝卜、胡萝卜洗净，切块；陈皮浸开，洗净。

2. 煲内放适量清水，放入猪棒骨、白萝卜块、胡萝卜块、陈皮、红枣同煲 2 小时，然后用盐调味即成。

营养功效：孕妈妈食用猪骨萝卜汤可以滋补身体且不会增重太多。白萝卜具有温胃消食、滋阴润燥的功效，适合分娩前食欲不佳的孕妈妈。

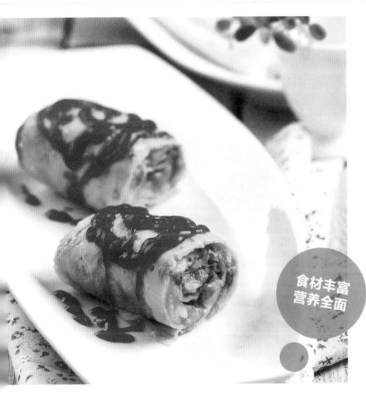

风味卷饼

原料：鸡蛋 2 个,香蕉 1 根,核桃仁 30 克,番茄酱适量。

做法：

1. 香蕉去皮,竖着切开,将核桃仁摆在切面上。

2. 平底锅加热,锅底刷油。

3. 鸡蛋打散,油五成热时,倒入蛋液,转动平底锅,使蛋液均匀铺在锅底。

4. 蛋液稍微凝固后,将香蕉和核桃仁放在蛋饼上。铲起鸡蛋饼,将香蕉包起来。

5. 继续煎 2 分钟出锅,挤上番茄酱即可。

营养功效：香脆可口的风味卷饼是孕妈妈喜欢的孕期加餐,营养全面,孕妈妈可适量吃些。

食材丰富
营养全面

青椒炒鸭血

原料：鸭血 100 克,青椒 150 克,蒜片、蒜末、料酒、酱油、盐各适量。

做法：

1. 鸭血和青椒洗净,切小块;鸭血在开水中氽一下去腥。

2. 油锅烧热,倒入青椒块和蒜片;翻炒几下后倒入鸭血块,继续翻炒 2 分钟。

3. 最后加入适量蒜末、料酒、酱油、盐调味即可。

营养功效：鸭血含铁量高,营养丰富,有补血、养肝护肝、清除体内毒素、滋补养颜的功效。

补血护肝
滋补养颜

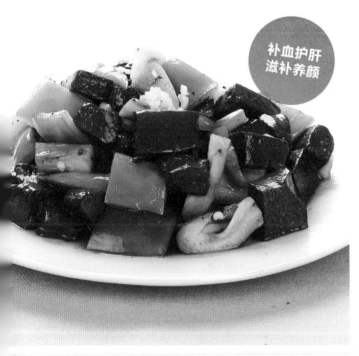

珍珠三鲜汤

原料：鸡肉、胡萝卜、豌豆各 50 克，西红柿 100 克，鸡蛋清、盐、淀粉各适量。

做法：

1. 豌豆洗净；胡萝卜、西红柿切丁；鸡肉洗净，剁成肉泥。

2. 把鸡蛋清、鸡肉泥、淀粉放在一起搅拌，捏成丸子。

3. 锅中添水，加入所有食材煮熟，加盐调味即可。

营养功效：三鲜汤食材丰富，营养均衡。鸡肉中含有多种氨基酸，与富含维生素 B_1 的豌豆同食，对孕妈妈的身体大有裨益。

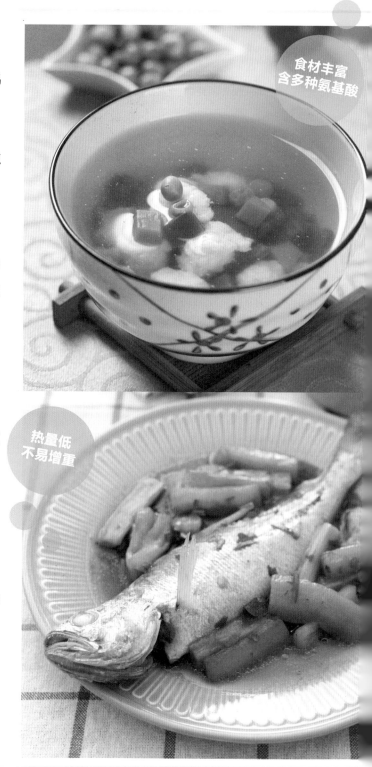

食材丰富
含多种氨基酸

热量低
不易增重

黄花鱼炖茄子

原料：黄花鱼 1 条，茄子 1 根，葱段、姜丝、白糖、豆瓣酱、盐各适量。

做法：

1. 黄花鱼处理干净；茄子洗净，切条。

2. 油锅烧热，放入葱段、姜丝炝锅，然后放豆瓣酱、白糖翻炒。

3. 加适量水，放入茄子条和黄花鱼，炖熟后，加盐调味即可。

营养功效：肉质鲜嫩的黄花鱼搭配鲜嫩的茄子，可以为孕妈妈补充胡萝卜素、钙、铁、碘等营养素。因黄花鱼和茄子的热量相对低一些，孕妈妈在享受美味的同时不用担心会长胖。

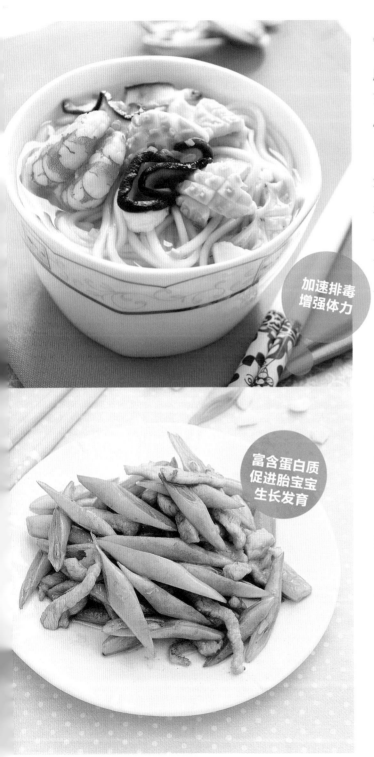

加速排毒
增强体力

富含蛋白质
促进胎宝宝
生长发育

什锦海鲜面

原料：面条、虾仁各 50 克，鱿鱼 1 条，香菇 1 朵，葱段、葱花、盐各适量。

做法：

1. 虾仁洗净；鱿鱼切片，打花刀；香菇洗净，切薄片。

2. 油锅烧热，炒香葱段，放入香菇片和适量水煮开。

3. 再放入鱿鱼、虾仁煮熟，加盐调味后盛入碗中。

4. 面条煮熟，捞起放入碗里，撒入葱花即可。

营养功效：什锦海鲜面营养均衡且全面，其中含有硒、碘、锰、铜等矿物质，可以加速排毒，增强体力。

扁豆小炒肉

原料：猪瘦肉 100 克，扁豆 200 克，姜丝、盐、香油各适量。

做法：

1. 猪瘦肉洗净，切丝；扁豆择洗干净，斜切成段。

2. 油锅烧热，煸香姜丝，放入猪瘦肉丝炒至变色，倒入扁豆段。

3. 准备半碗凉水，一边炒，一边点入适量水；待扁豆段将熟，放入盐调味，出锅前淋几滴香油即可。

营养功效：扁豆小炒肉中丰富的蛋白质、铁和维生素，可满足孕晚期胎宝宝对营养素的需要。

香菇鸡丝面

原料：面条、鸡肉各 100 克，香菇 2 朵，油菜、盐、料酒各适量。

做法：

1. 香菇洗净，切花刀；鸡肉切丝，用料酒腌制 5 分钟。

2. 油锅烧热，放入鸡肉丝煸炒，加香菇、盐炒熟，盛出。

3. 面条、油菜煮熟，盛入碗中，把鸡肉丝、香菇铺在面条上即可。

营养功效：香菇富含蛋白质和钾、磷、钙等多种矿物质，这道主食营养丰富，美味易消化。

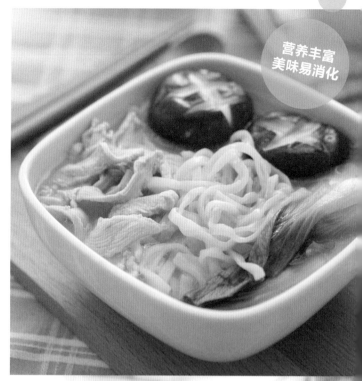

营养丰富
美味易消化

鲤鱼木耳汤

原料：鲤鱼 1 条，木耳 10 克，盐适量。

做法：

1. 将鲤鱼去鳃，去鳞，去内脏，洗净；木耳提前泡发，去蒂，洗净。

2. 油锅烧热，放入鲤鱼略煎，放木耳翻炒片刻后加入适量水，用大火烧开，小火炖煮约 15 分钟，关火，再放适量盐调味即可。

营养功效：孕妈妈食用鲤鱼木耳汤，滋养身体但不会过多增重。鲤鱼能很好地降低胆固醇，可以防治妊娠高血压，降低胎宝宝早产的风险；木耳富含铁，可防治缺铁性贫血。

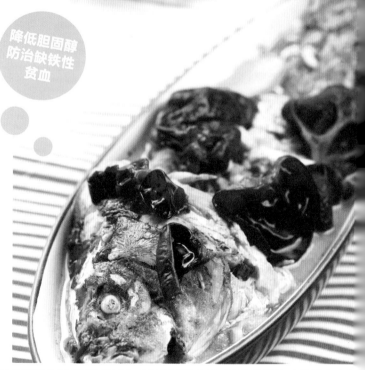

降低胆固醇
防治缺铁性
贫血

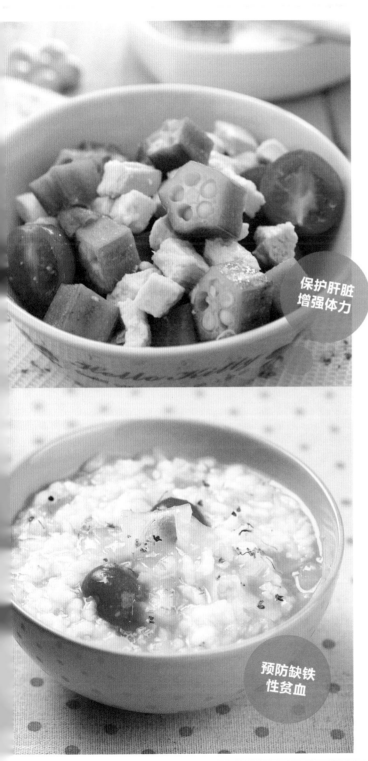

保护肝脏
增强体力

预防缺铁
性贫血

秋葵拌鸡肉

原料：秋葵 5 根，鸡胸肉 100 克，圣女果 5 个，柠檬半个，盐、橄榄油各适量。

做法：

1. 将秋葵、鸡胸肉和圣女果分别洗净。

2. 秋葵放入滚水中焯烫 2 分钟，捞出、浸凉，去蒂、切小段；鸡胸肉放入滚水中煮熟，捞出沥干，切小方块；圣女果对半切开；将橄榄油、盐放入小碗中，挤入几滴柠檬汁，搅拌均匀成调味汁。

3. 切好的秋葵段、鸡胸肉丁和圣女果放入盘中，淋上调味汁即可。

营养功效：秋葵热量低，适合偏胖的孕妈妈食用，有保护肝脏、增强体力的功效。

银耳樱桃粥

原料：银耳 20 克，樱桃 4 颗，大米 40 克，糖桂花、冰糖各适量。

做法：

1. 银耳泡软，洗净，撕成片；樱桃洗净；大米洗净。

2. 锅中加适量清水，放入大米熬煮。

3. 待米粒软烂时，加入银耳和冰糖，稍煮，放入樱桃拌匀，加适量糖桂花即可。

营养功效：银耳樱桃粥香甜可口，樱桃富含胡萝卜素、维生素 A、维生素 C、钾等营养素，既可防治孕妈妈缺铁性贫血，又可增强体质，健脑益智，营养不增重，非常适合需要控制体重的孕妈妈食用。

附录　孕期饮食问题

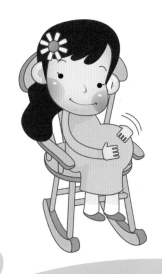

Q 高龄孕妈妈有什么特殊营养要求吗?

A 医学上把 35 岁以上的孕妈妈称为高龄孕妇。我国高龄孕妈妈约占 11.5%,而且还有上升趋势。高龄孕妈妈一般更加心疼腹中的宝宝,往往会摄取过多的食物,但我们认为怀孕期间不要吃得太多,否则对母子健康无益。在每天的饮食中,要减少咖啡、苏打饮料的摄入,多喝水和牛奶。做到平衡饮食,包括每日摄取适量的蛋白质(肉类、鱼、蛋)、碳水化合物(面、米) 和维生素(新鲜的水果、蔬菜),还应该增加脂肪酸的摄入,可以从鱼油、坚果、绿色蔬菜中获得。

Q 孕期能多吃味精吗?

A 味精的主要成分为谷氨酸钠,孕妈妈体内的谷氨酸钠含量较高时,会抑制人体对钙、镁等矿物质的吸收,影响胎宝宝的正常发育。除此之外,谷氨酸钠还可与血液中的锌结合,随尿液排出。因此,孕妈妈摄入过多味精会消耗大量锌元素,导致胎宝宝缺锌,严重的会造成胎宝宝智力减退、生长发育迟缓等后果。

Q 孕期吃山楂有流产危险吗?

A 怀孕后常伴有恶心、呕吐、食欲不振等反应,会特别喜欢吃一些酸甜果品,如山楂。但是,山楂会促使子宫收缩。如果大量食用山楂及其制品,易导致流产,所以孕妈妈尽量不要食用。

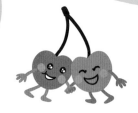

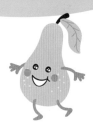

Q 孕妈妈选哪些酸味食物更有益?

A 孕妈妈吃酸味食物,也应该讲究科学。比如,维生素C是一种酸性物质,是孕妈妈和胎宝宝必需的营养素,对胎宝宝发育以及造血系统都有重要作用,所以孕妈妈多吃含维生素C的食物比盲目食用酸味食品好。因此,喜爱吃酸味食物的孕妈妈最好选择一些有酸味又有营养的食品,如酸枣、葡萄、酸苹果、石榴、西红柿、橘子等。值得注意的是,人工腌制的酸菜,虽然酸菜味儿很浓,但含有致癌物质亚硝酸盐,过多食用会对母体及胎宝宝的健康产生危害。

Q 怀孕后是否要多喝含有益生菌的酸奶?

A 酸奶在制作过程中添加了乳酸杆菌、双歧杆菌等作为发酵菌,这些益生菌能分解牛奶中难以消化的乳糖等成分,更有利于孕妈妈吸收营养物质。所以孕妈妈可以适量喝点含有益生菌的牛奶。但是,只有保持体内益生菌和非益生菌的平衡状态,才能给孕妈妈带来健康,过量饮用益生菌酸奶反而有害。

Q 上班族怎么面对突如其来的孕吐?

A 呕吐已经让孕妈妈觉得很难受,如果孕吐发生在上班路上或者办公室多少会带来不方便,所以,孕妈妈要多放些湿巾、纸巾和塑料袋在随身的包中,以备不时之需,避免尴尬。每天上班前,孕妈妈一定要吃早餐。即使没有胃口也要少吃一点,哪怕一片面包。这样对孕妈妈的胃有好处,也可以减少孕吐的次数。

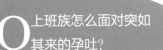

Q 每个孕妈妈都需要喝孕妇奶粉吗?

A 孕妇奶粉是在牛奶的基础上,添加孕期所需要的营养成分,包括叶酸、铁质、钙质、DHA等营养素配制而成的。孕妇奶粉可以满足孕妈妈的特殊需要,更为胎宝宝的健康成长打下坚实的基础。即使孕妈妈的膳食结构比较合理、均衡,有些营养素仅从膳食中摄取也不能满足身体的需要,如钙、铁、锌、维生素D、叶酸等。而孕妇奶粉中几乎含有孕妈妈需要的所有营养素,如果孕期吃适量的孕妇奶粉,基本上能够满足孕妈妈对各种营养素的需求。

图书在版编目（CIP）数据

怀孕养胎瘦身这样吃 / 刘志茹主编 . -- 南京：江苏凤凰科学技术出
版社，2019.12
（汉竹·健康爱家系列）
ISBN 978-7-5713-0107-1

Ⅰ . ①怀… Ⅱ . ①刘… Ⅲ . ①妊娠期－妇幼保健－基本知识 Ⅳ .
① R715.3

中国版本图书馆 CIP 数据核字 (2019) 第 024833 号

中国健康生活图书实力品牌

怀孕养胎瘦身这样吃

主　　　编	刘志茹
责 任 编 辑	刘玉锋　黄翠香
特 邀 编 辑	李佳昕　张　欢
责 任 校 对	郝慧华
责 任 监 制	曹叶平　方　晨

出 版 发 行	江苏凤凰科学技术出版社
出版社地址	南京市湖南路 1 号 A 楼，邮编：210009
出版社网址	http://www.pspress.cn
印　　　刷	合肥精艺印刷有限公司

开　　　本	715 mm × 868 mm　1/12
印　　　张	13
字　　　数	260 000
版　　　次	2019 年 12 月第 1 版
印　　　次	2019 年 12 月第 1 次印刷

标 准 书 号	ISBN 978-7-5713-0107-1
定　　　价	39.80 元

图书如有印装质量问题，可向我社出版科调换。